Stressbewältigung

Wie Sie erfolgreich Stress abbauen und gelassener durch Ihr Leben gehen

1.Auflage

Angermann Thomas

ISBN: 9781730790058

Haftungsausschluss:

Die Benutzung dieses Buches und die Umsetzung der darin enthaltenen Informationen erfolgt ausdrücklich auf eigenes Risiko. Der Autor kann und wird für Schäden jeder Art, die sich durch Anweisungen dieses Buches ergeben, keine Haftung, oder juristische Verantwortung übernehmen.

Alle Inhalte wurden sorgfältig recherchiert und beruhen auf den eigenen Erfahrungen des Autors. Es kann keine juristische Verantwortung sowie Haftung in irgendeiner Form für fehlerhafte Angaben und daraus entstandenen Folgen vom Autor übernommen werden.

Der Autor übernimmt keine Haftung für Inhalte auf erwähnten und verlinkten Quellen.

Wir Menschen haben zwei Leben. Eines bevor und eines nachdem uns bewusst wurde, dass wir nur ein Leben haben.

-Tom Hiddleston-

Inhaltsverzeichnis

Einleitung

Unsere Welt ist so schnelllebig, wie noch nie zu vor. Wir sind vernetzt, Nachrichten sehen wir in Echtzeit, Übertragungen und Live-Schaltungen zu allen Orten der Welt sind fast jederzeit möglich, wir sammeln Wissen in jeder Sekunde, die wir leben und unser Gehirn hat so viele Eindrücke zu verarbeiten wie keines unserer Vorfahren. Um wesentliche überlebenswichtige Dinge müssen wir uns, zumindest in unseren Breiten, kaum Gedanken machen und dennoch, ...ist da etwas. Eine gewisse Unzufriedenheit, die immer mehr Menschen bei sich selbst beobachten können, eine Rastlosigkeit und auch ein Gefühl der Überforderung, dass oft nicht einfach weggeht, wenn man nach einem guten Schlaf morgens aufwacht.

Denn die meisten beginnen wieder von vorne, drehen sich in einer Art Hamsterrad, wo doch unsere mentale Kapazität so genial ist, dass wir ständig etwas Neues lernen können, auch wenn einer der wichtigsten heutzutage zu erlernenden Aspekte des Lebens das Nichts ist. Die Ruhe. Die Entspannung. Die meisten von uns leben heute in einem materiellen Überfluss und trotzdem sind wir immer undankbarer für die Dinge, welche wir besitzen.

In diesem Buch möchte ich Ihnen beibringen, sich etwas selbst beizubringen und das ist mehr Dankbarkeit, das Entspannen und Aufmerksam-werden.

Wie Sie bereits in den oberen Zeilen gelesen haben, gibt es viele vielleicht weniger entspannende Situationen in unseren Leben, doch wenn Sie dieses Buch gelesen haben, möchte ich, dass Sie in der Lage sind, zumindest wenn Sie das möchten, auch in einer vollen U-Bahn, an einem lauten Bahnhof oder zu Hause mit schreienden Kindern, sich selbst einige Sekunden Zeit zu nehmen, dankbar zu sein, Ihre innere Ruhe kurz zu spüren und einfach weiter machen zu können. Doch entspannter und glücklicher.

Was genau ist Stress?

Wir alle verstehen unter Stress wahrscheinlich etwas Unangenehmes, eine Situation oder einen Zustand, an dem unsere Nerven blank liegen und uns auch nur eine Kleinigkeit schnell aus der Fassung bringen kann.

Der Wecker klingelt, aufstehen, Zähne putzen, duschen, schnell ein Kaffee trinken, los in die Arbeit. Das Telefon klingelt zum 15. Mal hintereinander, die Zettel türmen sich auf dem Tisch, der Kuli fällt herunter und eine Kollegin kommt vorbei, gibt einen Ordner mit noch mehr Arbeit bei Ihnen ab, während gleichzeitig das E-Mail-Postfach überquillt und das Telefon schon wieder läutet.

Nun hoffe ich natürlich für Sie, dass Ihr Alltag nicht so aussieht, aber für einige Personen tut er das und auch wenn es nur gewisse Tage in der Woche, im Monat oder sogar im Jahr sind, ist es wichtig, diese Tage über die Runden zu bringen und nicht aufzugeben. Manche Personen sind resistenter gegen diese Art des Stresses. Den sogenannten Di-Stress. Dieser ist oft überfordernd, schnell begonnen aber auch am Ende des Tages oft vorbei und es ist wichtig, die Gedanken dann beiseite zu schieben und für ein wenig Entspannung zu sorgen. Di-Stress tritt immer auf, wenn wir mit einer zusätzlichen Arbeit nicht gerechnet haben, oder auch schon, wenn wir nur Angst vor dieser zusätzlichen Arbeit haben, ohne überhaupt sicher zu sein, dass wir sie überhaupt erledigen müssen.

Er tritt auf, wenn wir gehetzt sind, auf die Uhr schauen, um einen Bus zu erwischen, wenn spontan Dinge nicht funktionieren, die eigentlich funktionieren sollten. Wer in einem Umfeld aufgewachsen ist, in dem sich Familie und Freunde nicht wirklich stressen haben lassen, ist höchst wahrscheinlich etwas resistenter und toleranter gegenüber dieser Art des Stresses.

Die Waschmaschine ist kaputt? Ja da kann man jetzt nichts machen, ich kann erst montags jemanden zur Reparatur rufen. Wasche ich eben ein paar notwendige Sachen mit der Hand. Kein Parkplatz da und ich bin schon zu spät dran? Jeder weiß wie schwer es ist, einen Parkplatz zu bekommen, ich kann an der Reaktion eines anderen Menschen auf mein Zuspätkommen nichts ändern, denn nicht mehr zu spät kommen, darauf kommt es jetzt auch nicht mehr an.

Wie Sie sehen, es ist oft nur eine Ansichtssache, die uns aber von klein auf beigebracht wird und wir sind konditioniert und geprägt auf gewisse Situationen so zu reagieren, wie wir es vor Allem in unserer frühen Kindheit mitbekommen haben.
In den späteren Kapiteln werden wir noch genauer darauf eingehen, wie wir diese festgefahrenen Muster ein wenig lockern können und in unserem Gehirn neue Wege anlegen, damit wir nicht so schnell in ein Stressmuster fallen.

Unser Gehirn merkt sich nämlich die Reaktionen auf unsere Situationen und tendiert dazu, bei ähnlichen Situationen und auch Emotionen ähnlich zu reagieren. Wer also auf ein bestimmtes Ereignis mit Stressgefühlen reagiert, wird dies schon viel früher „erlernt“ haben, doch unser Gehirn lernt ja nie aus und neue Bahnen und Wege können zu einer neutraleren, vielleicht sogar entspannten Reaktion führen.

Nun aber noch zu der zweiten Art des Stresses, dem Eu-Stress, dem guten Stress. Eu-Stress kann man im wahrsten Sinne des Wortes auch als Antrieb und Motivation bezeichnen, denn ohne ihn würden wir wohl kaum etwas tun. Wenn wir es sehr heruntergebrochen betrachten, dann entspräche Eu-Stress, dem Sammeln von Steinen und Muscheln und Erschaffen einer Kette daraus, während Di-Stress ein einschlagender Blitz oder eine vorbeirennende Büffelherde, für unsere Vorfahren gewesen wäre.

Wir haben schon immer diese beiden Arten des Stresses gebraucht. Einen der uns sagt, wir müssen etwas unternehmen, fliehen, verteidigen oder uns verstecken und den anderen Stress, der dazu geführt hat, dass wir neugierig waren, aus Steinen Waffen zu bauen lernten und Wände bemalten.

Diese Art von Stress bewegt uns dazu, etwas zu lernen, zu üben, in etwas besser werden zu wollen oder auch nur uns zu informieren. Eu-Stress ist es, „etwas schon einmal gehört zu haben“ und sein Wissen wiederaufzufrischen, es ist der Ansporn Sport zu machen, um gesünder zu leben, sich über gesunde Ernährung zu informieren, damit man sich selbst und seinen Liebsten etwas Gutes tun kann. Nun werden Sie vielleicht denken, das klingt ja gar nicht schlecht, es gibt also einen „guten“ und einen „schlechten“ Stress. Das kann man so auffassen, wenn man möchte, doch der „schlechte“ Stress ist auch nicht ohne Nutzen, er hat immerhin damals unser Überleben gesichert.

Doch können wir heute nicht vor unserem Computer davonlaufen, oder auf einen Baum klettern, wir müssen uns unseren „Gefahren“ stellen, lernen mit ihnen umzugehen und erkennen, dass es kein „gut“ oder „schlecht“ gibt, denn jede Erfahrung lehrt uns etwas fürs Leben, auch wenn sie im Moment vielleicht einfach nur unnötig oder eben „schlecht“ erscheint. Personen, die vom Burnout Syndrom betroffen sind, brauchen jedoch auf jeden Fall professionelle Hilfe, auch wenn dieses Syndrom aus einer Kombination aus Faktoren wie Depression und Stress zusammengesetzt ist.

Generell gilt, dass es nie ein Problem sein sollte, sich professionelle Hilfe zu suchen, wenn man denkt, dass alleine kein Ausweg mehr aus einer Situation gefunden werden kann. Allerdings kann man solchen Krankheiten vorbeugen, indem man lernt, mit Stress besser umzugehen. Genauso kann auch die Ernährung dabei eine wichtige Rolle spielen, auf welche ich im Kapitel „Ernährung, die Entspannt" noch genauer eingehen werde.

Es gibt kaum Menschen, die nicht einmal aus der Fassung geraten, doch es gibt große Unterschiede darin, welche Nachwirkungen das auf jede einzelne Person und auch deren Umfeld haben kann. Zu viel Stress kann das Gleichgewicht unserer Hormone beeinflussen und dafür sorgen, dass wir nicht mehr gut schlafen, Alpträume haben, den Appetit verlieren und mit ungesunden Angewohnheiten wie Rauchen oder Alkoholkonsum beginnen.

Viele schlechte Angewohnheiten sind oftmals auf psychischen Stress zurückzuführen und wir können das Problem zumindest an einer seiner Wurzeln packen und verhindern, dass es dadurch weiterwächst.

Zu viel Stress ist auf jeden Fall etwas, womit wir lernen müssen umzugehen, indem wir Stressfaktoren reduzieren und das Ausmaß an Situationen, die uns Unruhe bereiten, damit verringern.

Auch das eigene Mindset müssen wir ein wenig in Angriff nehmen, denn viele Faktoren, die wir als Stressauslöser bezeichnen, müssen es gar nicht sein. Wie in den oben genannten Beispielen, ist es eine Frage der Einstellung und oft können wir uns mit ein paar einfachen Gedanken selbst davon überzeugen, dass eigentlich gerade kein Grund vorhanden ist, um gestresst zu sein.

Gleich einmal vorweggenommen, das sind alle Situationen, an denen wir gerade jetzt im Moment nichts ändern können. Wenn ein Projekt bis morgen fertig zu stellen ist, dann ist Stress angesagt und dafür ist auch nur die Person verantwortlich, die sich die Arbeit bis zum letzten Moment aufgehoben hat, wenn nun auch noch der Laptop beschließt, nicht zu funktionieren, dann ist das Pech, aber vielleicht kann man den Nachbarn um Hilfe bitten, einen Kollegen, ein Familienmitglied.

Egal wie viele ungünstige Faktoren sich übereinander stapeln, es gilt immer, sie der Reihe nach zu lösen, anders macht es keinen Sinn und bis zu dem Zeitpunkt, an dem Sie wirklich hinter der Tastatur sitzen und Ihr Projekt fertig stellen, müssen Sie eben erst einmal kommen.

Wer in diesen Momenten die Ruhe bewahren kann, nicht daran denkt, was morgen passiert, oder dass man es ohnehin nicht mehr schaffen kann, der kann ein Problem nach dem anderen lösen und diese Erfahrungen nutzen, lernen und beim nächsten Mal, ... früher beginnen.

Achtsamkeit im Alltag zur Stressvorbeugung

Keine Methode ist effizienter, Stress zu behandeln, als ihm vorzubeugen. Wer es also schafft, nicht gestresst auf Situationen zu reagieren, der wird merken, dass er im Gesamten entspannter ist und leichter mit immer mehr anspruchsvollen Begebenheiten umgehen kann.

Die Achtsamkeit kann dabei helfen, mehr im Hier und Jetzt zu leben, sich weniger Gedanken zu machen über Dinge, die eben gerade nicht behebbar sind. Ganz nach dem Prinzip: Was gestern war, können wir nicht mehr ändern, was morgen ist, ist noch nicht jetzt, die einzige Zeit, in der wir etwas beeinflussen können, ist hier und jetzt. Dieses Prinzip gilt nicht nur für Situationen, sondern auch für Emotionen. Wir sind oft damit beschäftigt, in der Vergangenheit zu schwelgen, wegen denselben Themen, immer wieder wütend oder traurig zu werden, obwohl sie gar nicht jetzt stattfinden. Wenn ich es doch nur gemacht hätte...oder wenn das nicht passiert wäre, dann...

Es gibt ein Sprichwort, dass besagt, dass traurige Menschen in der Vergangenheit leben und angstvolle in der Zukunft. Doch melancholisch an die Vergangenheit zu denken, ändert jetzt gerade nichts und vor der Zukunft Angst zu haben, bereitet uns auch nicht darauf vor, was einmal kommen könnte.

Die Achtsamkeit beschäftigt sich also mit dem hier und jetzt und versucht dabei, eine Situation nicht zu werten, sondern zu beobachten.

Es gibt viele Bücher über Achtsamkeit, die dieses Prinzip genauer beschreiben, aber es ist nicht schwer, das Prinzip zu verstehen. Nehmen wir eine einfache Situation an, in der es Ihnen nicht gut geht. Vielleicht haben Sie schlecht geschlafen, der Wecker hat nicht geläutet, Sie sind in Eile und verschütten aus Hektik Ihren Kaffee über Ihr neues Shirt. Nun könnten Sie reagieren indem Sie denken: „Nicht das auch noch, mein neues teures Shirt, dieser Fleck wird sicher schwer rausgehen.“ „Das ist unfassbar, ich bin so ungeschickt, dieser Tag kann ja gar nicht mehr gut werden.“ In beiden Fällen sind Sie gar nicht im Moment, Sie machen sich sofort Sorgen, dass der Fleck nicht mehr auszuwaschen ist oder Sie haben gleich den Gedanken, dass nun der ganze Tag bereits gelaufen ist und es nicht mehr besser werden kann.

Doch wir haben uns als Kinder alle sehr oft bekleckert und es hat uns nicht gestört, wir haben doch mit der Zeit gelernt, dass unsere Mütter damit nicht besonders zufrieden sind und uns antrainiert, nun nicht mehr zu kleckern, schön auf unser Gewand aufzupassen, doch wie schwer ist es denn in Wirklichkeit, das Shirt einfach zu nehmen, über den Tag in einem Waschbecken mit Wasser warten zu lassen und einfach ein frisches anzuziehen, oder zumindest eines, das nicht angepatzt ist, wenn nichts Frisches mehr da ist.

Im Moment zu leben heißt, schnell und effizient denken zu können, wenn notwendig auch nach einer Lösung zu suchen und nicht emotional zu werden, dabei sich oder anderen nicht sofort eine Schuld zuzuschreiben, sondern erst einmal ruhig zu beobachten.

Oft sind dafür nur einige Sekunden notwendig, die Sie sonst mit negativen Gedanken zubringen, die Ihnen aber nicht weiterhelfen.

Am besten funktioniert die Achtsamkeit in Verbindung mit ein paar Meditationsübungen, doch zu denen kommen wir später noch. Für jetzt ist es wichtig, dass Sie sich aussuchen, wie Sie Ihre persönliche Einstellung ändern können, wenn Sie in eine brenzlige Situation kommen.

Es gibt Übungen für Achtsamkeit im Alltag, die Ihnen das Prinzip näherbringen und mit denen Sie lernen können, diese Sichtweise auch auf andere Situationen zu übertragen.

Ziehen Sie sich zum Beispiel bewusst an, beobachten Sie, wie sich Ihre Kleidung auf Ihrer Haut anfühlt, wie es riecht, wie es Ihnen passt. Sie können das auch gleich mit einer Art Entrümpelung kombinieren und Kleidung, bei denen Sie merken, eigentlich ist sie unangenehm, ausmisten.

Putzen Sie sich die Zähne und nutzen Sie diese 2 Minuten, um zu meditieren. Versuchen Sie wirklich nur auf das Zähneputzen zu achten und keine anderen Gedanken zu haben. Oft passiert es, dass wir bei routinierten Abläufen schon alles so von selbst machen, dass wir gar nicht wissen, welche Gedanken uns dabei in den Kopf schießen. Beobachten Sie diese Gedanken, wenn Sie aufkommen, aber schicken Sie sie auch wieder weg, denn Sie möchten ja gerade an nichts anderes denken, außer an das Putzen Ihrer Zähne.

Trinken Sie ein Glas Saft oder Ihren Kaffee in der Früh, ohne sich ablenken zu lassen. Lassen Sie das Handy, soweit es möglich ist, morgens noch abgedreht oder im Flugmodus, sodass Sie weniger Ablenkung haben. Vermeiden Sie auch hier, in einen Gedankenstrudel an den kommenden Tag gezogen zu werden und beobachten Sie zwar, welche Gedanken immer wieder aufkommen, schicken Sie diese aber freundlich mit einem Schluck Kaffee oder Saft weg und konzentrieren Sie sich auf den Geschmack, die Wärme und das Erlebnis, einfach nur entspannt 5 Minuten am Morgen für sich zu haben.

Stecken Sie das Handy weg. Packen Sie es in die Tasche, sehen Sie Menschen auf der Straße, wenn Sie auf dem Weg zum Bus sind, setzen Sie sich in öffentliche Verkehrsmittel, ohne die ganze Zeit auf diesen kleinen Bildschirm zu starren. Vielleicht wird das nicht immer möglich sein, aber versuchen Sie es regelmäßig, handyfreie Zeit zu haben, in der Sie einfach aus dem Fenster schauen oder Menschen beobachten, oder auch einfach wieder versuchen, eine kleine Zeit Ihres Tages für eine Art Meditation zu nutzen. Versuchen Sie, nichts zu denken und sich einfach auf den Atem zu fokussieren.

Lächeln Sie Leute an, das muss keinen Grund haben, denn Ihr Lächeln alleine löst in Ihrem Körper schon einen positiven Effekt aus und wenn Sie noch dazu hin und wieder ein Lächeln zurückbekommen, ist das gleich doppelt so schön. Kreieren Sie damit nicht nur für sich selbst, sondern auch für andere eine freundliche Atmosphäre. Am besten lächeln Sie auch komplett ohne Hintergedanken.

Unser Körper lässt sich so leicht manipulieren und mit dem Anspannen der Gesichtsmuskeln, die für das Lächeln oder Lachen zuständig sind, schütten wir auch einige der Hormone aus, die freigesetzt werden, auch wenn wir nur diese einfache Gesichtsexpression durchführen.

Neulich im Auto bin ich wieder einmal zu einem guten Lied im Radio abgegangen, habe mitgesungen, einen Arm in die Höhe gerissen und meinen Kopf komisch mit dem Rhythmus mitbewegt. Eine Frau blieb neben mir bei einer roten Ampel stehen, guckte mich an und musste lächeln. Natürlich habe ich zurück gelächelt, aber nicht aufgehört zu singen und zu zappeln. Diese Frau hat mir mit Ihrem lachen Freude bereitet und ich vermute, ich konnte dasselbe bei Ihr hervorrufen.

Damit möchte ich Ihnen zeigen, dass sie erstens viel mehr lachen und mit mehr Humor durch das Leben gehen sollten und zweitens, sich nicht darum kümmern, was andere Leute von Ihnen denken. So können Sie den Stress senken und außerdem macht das Leben auch viel mehr Spaß.

Wie ist es möglich, durch Achtsamkeit glücklicher zu werden?

Achtsames Leben oder zumindest das Üben von Achtsamkeit kann schon eine sehr große Wirkung auf Ihre gesamte Psyche haben und eine Menge Kleinigkeiten verbessern, mit denen wir uns jeden Tag herumschlagen. Hier nur ein kleiner Auszug an möglichen „Nebenwirkungen", im positivsten Sinne, die bei Ihnen beobachtet werden könnten:

- Besserer Schlaf
- Befreiung von Ängsten und besserer Umgang mit Angst
- Gestärktes Selbstvertrauen und ein besseres Selbstwertgefühl
- Höhere Belastbarkeit
- Bessere Aufmerksamkeit und ein erhöhtes Gespür für Details
- Konzentration und Geduld
- Kreativität
- Bewussteres Leben und freundlicherer Umgang mit sich selbst (Selfcare)
- Soziale Kontakte

Beschäftigt man sich mit den kleinen Freuden des Lebens, wie es einige Achtsamkeitsübungen lehren, erkennt man, wie viel Gutes uns jeden Tag begleitet.

Der Geruch frisch gewaschener Wäsche, der warme Kaffee am Morgen, ein lachendes Kind auf dem Weg zur Arbeit oder ein lustiger Vogel, der auf einer Parkwiese herum hüpft. Durch den Fokus auf Details kann man Quellen für Glück in den kleinsten Dingen finden. Viele der oben genannten Aspekte, die die Achtsamkeit verbessern können, beeinflussen sich gegenseitig, so ist es für uns alle einfacher, glücklicher und entspannter zu sein, wenn wir gut geschlafen haben, wir schlafen aber auch besser, wenn wir glücklich und entspannt sind.

Es gilt aus einer Endlosspirale an negativen Gedanken auszubrechen und den Teufelskreis neu zu erfinden. Dabei ist einer der wichtigsten Aspekte einfach nur, sich mit seinen eigenen Problemen und Gedanken auseinanderzusetzen, diese vielleicht aufzuschreiben und nach und nach einfache Übungen in seinen Alltag zu integrieren, damit wir gelassener, entspannter und glücklicher leben können.

Schreiben Sie sich eine Liste an Dingen, die Sie wertschätzen oder auch wertschätzen möchten. Zuerst werden Ihnen vielleicht Dinge einfallen wie: Ihre Wohnung oder das Auto, der Job und das monatliche Gehalt, das Essen am Tisch, doch je feiner Sie ins Detail gehen, desto mehr können Sie Dankbarkeit für jedes Detail empfinden. Der Geruch frischer Wäsche ist ein Beispiel, dass vielen von uns nicht mehr so auffällt, denn er ist zum Alltag geworden, der frisch gebrühte Kaffee am Morgen auch.

Wenn diese Details Ihnen bisher nicht so richtig aufgefallen sind, gehen Sie doch einmal in einen Drogeriemarkt, kaufen Sie sich ein gut duftendes Waschmittel und später schauen Sie noch in einem Geschäft vorbei, das Kaffee verkauft und Ihnen diesen frisch mahlen kann. Probieren Sie diese 2 einfachen Dinge neu aus und achten Sie auf den Unterschied, lernen Sie sich an, dankbar für diese zu sein und finden Sie nach und nach immer mehr Gründe, um glücklich zu sein. Sie können sich dafür eine Liste machen und auf diese schreiben: Heute möchte ich dankbar sein für: ... Dann können Sie versuchen, heute besonders auf diesen einen Aspekt zu achten. Oder Sie machen es umgekehrt und schreiben jeden Abend ein paar Dinge auf, für die Sie an dem jeweiligen Tag dankbar waren. Das könnte in etwa so aussehen:

1. **Für meine Gesundheit**
2. **Für meine Augen**
3. **Dass ich gehen und laufen kann**
4. **Dass ich hören kann**
5. **Für meinen Partner und Familie**
6. **Für meine Freunde**

Seien Sie auch dankbar für die kleinen Dinge im Leben:

7. Dafür, dass eine meiner Blumen ihre erste Blüte geöffnet hat
8. Ich bin dankbar für meinen entspannten Kollegen, der mir geholfen hat

9. Für das gute Essen in der Mittagspause
10. Für das lustige Gespräch mit meiner Freundin am Telefon
11. Heute war ich dankbar für die Sonnenstrahlen am Morgen
12. Mein gemütliches Sofa

Natürlich lassen sich diese zwei Denkansätze kombinieren. Sie können sich vornehmen, für mehr Dinge Dankbarkeit zu zeigen und besonders wenn es sich um Personen handelt, das auch auszusprechen, Sie können aber genauso gut den Tag rekapitulieren und dann aufschreiben, was Ihnen aufgefallen ist. Die erste Variante ist dabei ein wenig aktiver, denn Sie sollten auch schon während des Tages einige Momente damit verbringen, die Dinge zu erkennen, die auf Ihrer Liste stehen. Der passive Weg des Nachdenkens und Erkennen der guten Momente des vorhergegangenen Tages ist vor allem dann gut, wenn Ihnen immer neue Dinge auffallen und Sie auch die nächsten Tage die bereits erkannten wieder zu schätzen wissen.

Achtsamer Umgang mit Gefühlen

Es ist wichtig, dass wir fühlen, aber es ist auch wichtig, nicht in jedes Gefühl hineinzustürzen, vor allem wenn wir merken, dass wir dazu neigen, in diesen zu versinken. Negative Gefühle sind wunderbar, um Achtsamkeit zu üben, kurz die Augen zu schließen und nicht darüber nachzudenken, warum Sie gerade so empfinden, sondern das Gefühl zu beobachten.

Was geht in Ihrem Körper vor? Ist Ihnen heiß, kalt, sind Sie zittrig, spüren Sie Ihren Puls, wird Ihr Kopf rot, müssen Sie weinen oder haben Sie andere körperliche Erscheinungen. Beschäftigen Sie sich in einem negativen Gefühl kurz mit Ihnen selbst und denken Sie nicht an den Auslöser dieser Reaktion.

Nur für 5 Atemzüge, können Sie die Augen schließen und das Gefühl akzeptieren. Vor allem in Streitgesprächen oder aufbrausenden Diskussionen kann diese Übung sehr sinnvoll sein und sowohl Ihnen als auch Ihrem Gesprächspartner den Wind aus den Segeln nehmen und ein Kentern vermeiden. Vielleicht werden Sie so ruhig, dass es erst gar nicht zu einem Konflikt kommt, vielleicht können Sie in diesen wenigen Sekunden auch die Sichtweise Ihres Gegenübers besser verstehen und rationaler und gefasster argumentieren.

Das Lernen dieser Art der Achtsamkeit ist durch viele kleine Übungen möglich und anschließendes Anwenden im Alltag. Sie können natürlich auch in einer solchen Situation einen Gedanken fassen, sich kurz zurückziehen und vielleicht so denselben Effekt erzielen, doch durch Üben und ständiges Erlernen innerer Ruhe und emotionaler Stärke werden Sie merken, dass Sie sich schon bald nicht mehr so schnell aus der Fassung bringen lassen.

Üben Sie also in Alltagssituationen, Ihre Gefühle zu beobachten und es wird Ihnen leichter fallen, dieses Prinzip auch anzuwenden, wenn es „darauf ankommt".

Meditieren zur Stressbewältigung

Meditation. Sicher haben Sie von diesem Begriff schon einmal gehört. Vielleicht denken Sie auch, dass Meditieren nur etwas für Menschen mit buddhistischem Glauben ist oder für all jene, die Yoga praktizieren. Dem ist nicht so. Meditation ist für uns alle gut, um unseren Kopf und unserem ständigen Informationsfluss und auch dem Gefühl, immer etwas tun zu müssen, wenn auch nur eine bestimmte Zeit lang, eine Zeit lang abzuschalten.

Eine Meditationssession muss keine Stunde dauern, um wirksam zu sein, ganz im Gegenteil, es ist sogar viel zu anstrengend, wenn Sie gerade erst begonnen haben, sich für dieses Thema zu interessieren. Am besten fangen Sie mit 10-15 Minuten an und steigern sich langsam, wenn Sie merken, dass Sie mit dieser Zeitspanne gut zurechtkommen. Auch wenn Ihnen vorkommt, dass 10 Minuten für Sie optimal sind, dann reicht das oft schon. Viel besser ist es, regelmäßig 10 Minuten zu meditieren, als unregelmäßig einmal 30 Minuten eine Einheit zu schaffen. Ich persönlich meditiere immer zwischen 10 und 20 Minuten und fühle mich damit super.

Sie werden merken, dass es nicht einmal so einfach ist, sich auch nur für 10 Minuten hinzusetzen und nichts zu denken. Sie werden schon nach kurzer Zeit bemerken, dass Ihre Gedanken abschweifen.

Das ist aber nichts Schlechtes, seien Sie nicht wütend oder enttäuscht, versuchen Sie nur den Gedanken wieder abzuweisen und sich wieder auf etwas zu konzentrieren wie zum Beispiel Ihren Atem. Ziel ist es, sich nicht einmal mehr auf den Atem zu konzentrieren, sondern eben auch diesen nur zu beobachten.

Wenn Sie bei einer Meditation gemütlich und aufrecht sitzen, sollten Sie keinesfalls anders atmen, als Sie das normalerweise tun. Klar können Sie zu Beginn ein paar Mal tief ein- und ausatmen, um auch Ihrem Körper zu signalisieren: Jetzt geht es los. Doch versuchen Sie nicht besonders lange den Atem zu halten oder besonders langsam zu atmen, auch nicht besonders tief. Einfach so, wie Sie es immer getan haben. Selbst diese kleine Übung, Ihren Atem nicht zu beeinflussen, ist für viele schon schwierig, denn wenn wir uns auf etwas konzentrieren, sind wir schnell in der Versuchung, dieses abwandeln zu wollen oder auch, es verbessern zu wollen. Das sollten Sie auf jeden Fall schnell sein lassen, nur beobachten und „sein lassen“.

Es gibt ganz verschiedene Arten der Meditation, Sie müssen nicht nur im Lotussitz verharrend mit geschlossenen Augen versuchen, Herr über Ihre Gedanken zu werden, Sie können auch andere Methoden ausprobieren. Ich meditiere auch gerne im Liegen, weil ich einen Bürojob habe und eine Abneigung gegen das zu lange Sitzen habe. Finden Sie Ihre persönliche Lieblingsposition.

Malen und zeichnen kann, auch wenn Sie an sich kein kunstaffiner Mensch sind, eine sehr entspannende Tätigkeit sein. Malen kann Ihre Gedanken in seinen Bann ziehen und andere Gedanken etwas unwichtiger werden lassen, oder sogar für eine bestimmte Zeit vergessen lassen. So wie manche von uns Tagebücher schreiben, oder geschrieben haben, projizieren viele Künstler ihr Innerstes auf eine Leinwand oder ein einfaches Blatt Papier.

Nehmen Sie sich für das Malen etwas mehr Zeit, etwa 20 Minuten pro Tag und versuchen Sie einfach etwas zu schaffen, egal ob Formen, Farbkleckse, Gesichter, Tiere, Landschaften oder Muster. Versuchen Sie nur nicht darüber zu werten, indem Sie sich sagen, das gefällt mir nicht, das sollte anders aussehen etc.

Sie können diese einfachen Zeichnungen auf ein normales Papier machen oder auch, wie vielleicht damals in der Schule, ein kariertes Papier hernehmen und geometrische Formen erschaffen, indem Sie die Kästchen ausmalen. Ihrer Kreativität soll hier keine Grenzen gesetzt sein, nehmen Sie sich nur wirklich die Zeit, hören Sie keine Musik, stellen Sie Ihr Handy auf Stumm und versuchen Sie wirklich nur Farben Formen und Texturen zu sehen, ohne sie zu werten.

Spazieren gehen kann auch eine Art der Meditation sein und verbindet diese noch mit der Achtsamkeit. Gehen Sie eine Runde durch einen nahe gelegenen Park oder einfach nur ein paar Häuserblöcke weiter, am besten wäre es, wenn Sie irgendetwas Grünes zu Gesicht bekommen, auch wenn das nur ein paar Hecken sind.

Während des Gehens versuchen Sie bewusst nur zu atmen und gerade einmal auf den Weg zu achten. Denken Sie nicht an die Arbeit oder was Sie alles tun müssen, sobald Sie nach Hause kommen, versuchen Sie in diesen 20 Minuten, die Sie vor sich hin spazieren, wirklich nur auf Ihre Umgebung zu achten, je ruhiger und naturbelassener diese ist, desto besser. Sie schlagen außerdem gleich mehrere Fliegen mit einer Klatsche, denn Sie haben mit dem Spazierengehen Meditation, Bewegung und Achtsamkeitsübung in einem.

Sie können auch einfach ein paar Stationen vor Ihrer Station aussteigen und so Ihren Fußweg nach Hause oder in die Arbeit verlängern. Das ist vor allem praktisch, wenn Sie erst spät nach Hause kommen und etwas Tageslicht abbekommen möchten. Wir sollten uns alle mindestens 30 Minuten pro Tag zumindest etwas intensiver bewegen, also mit einem zügigen Schritt gehen, laufen oder anderen etwas anstrengenderen Tätigkeiten nachgehen.

Dieses wenige Gehen kann schon dabei helfen, dass Sie auf dieses Pensum kommen. Achten Sie auf jeden Fall bei Ihren Spaziergängen auf die Umgebung, beobachten Sie sich selbst und Ihre Gedanken und kehren Sie immer wieder in einen Zustand zurück, in dem Sie an nichts denken und sich Ihr Gehirn ein wenig entspannen kann.

Klassische Meditation

Als Vorbereitung schalten Sie Ihr Handy auf Stumm oder komplett aus, gehen Sie in einen ruhigen Raum, dafür eignet sich meistens das Schlafzimmer oder das Wohnzimmer, wenn Sie ungestört sein können. Wenn es Türen zu schließen gibt, schließen Sie diese, wenn es Störfaktoren zu vermeiden gibt, dann vermeiden Sie diese auch. Diese Zeit soll nur für Sie sein. Setzen Sie sich bequem aber aufrecht auf den Boden in den Schneidersitz.

Gerne können Sie auch ein Polster als Unterstützung verwenden. Schließen Sie die Augen und atmen Sie ein paarmal sehr tief ein und aus. Der Atem sollte dabei fließen und nicht gepresst sein, auch kein unangenehmes Gefühl hervorrufen. Nach den tiefen Atemzügen kehren Sie zu Ihrer ursprünglichen, natürlichen Atmung zurück. Fühlen Sie, wie sich Ihr Brustkorb hebt und senkt und wie die Luft aus Ihren Nasenlöchern ein- und ausströmt. Versuchen Sie mit den Gedanken bei Ihrem Körper zu bleiben.

Wie Sie auf dem Boden sitzen, wie sich Ihre Beine anfühlen, Ihr Gesäß, Ihr Rücken. Selbst wenn Sie spüren, dass es Sie irgendwo juckt oder Sie eine Haarsträhne in Ihrem Gesicht haben. Bevor Sie sich kratzen oder in Ihr Gesicht greifen, beobachten Sie für eine Weile das Gefühl. Ist es so störend und unangenehm? Vielleicht geht das Jucken von alleine weg, wenn Sie sich wieder auf die Atmung konzentrieren.

Sie werden bemerken, dass Ihre Gedanken abschweifen. Ertappen Sie sich dabei und führen Sie den Fokus auf eine spezifische Sache, wie Ihre Atmung zurück, vielleicht möchten Sie das nächste Mal ganz ruhige Hintergrundgeräusche abspielen. Ein plätscherndes Wasser, ein bisschen Wind oder Singvögel. Wenn es Ihnen ganz schwerfällt, können Sie sich auch eine geführte Meditation anhören und bei dieser mitmachen, indem Sie einfach mit Kopfhörern meditieren. Oftmals ist es für uns viel einfacher einen Einblick und eine Routine für Entspannung zu bekommen, wenn wir uns darauf verlassen können, dass eine angenehme Stimme uns hindurchleitet.

Meditieren mit Yoga

Meditation und Yoga gehen Hand in Hand und Personen, die regelmäßig meditieren fangen oft auch an Yoga zu machen oder umgekehrt. Sie können natürlich regelmäßig einen Kurs besuchen (Kann ich sehr empfehlen) oder auch von zu Hause aus mit Youtube oder anderen Videoplattformen versuchen, selbst ein wenig zu üben. Wichtig ist jedoch, dass Sie die Übungen richtig ausführen, auf Ihren Körper hören, keine Übungen machen die Ihnen Schmerzen bereiten und auch nicht schusseln.

Bei Yoga geht es zu einem sehr großen Teil um Achtsamkeit, Atmung und das Herausfinden der Grenzen seines eigenen Körpers. Es hat keinen Sinn, sich krampfhaft in eine Position zu bringen, für die der Körper noch nicht bereit ist, meistens gibt es einfachere Zwischenpositionen, die als Alternative dienen und auf die eigentliche Position hintrainieren.

Nun aber einmal zu ein paar einfachen Übungen, die Sie in Ihren Alltag integrieren können, die auch gleichzeitig wunderbar in der Arbeit durchzuführen sind, wenn Sie einmal ein paar Minuten Pause machen. Es ist nicht nur positiv für Ihren Abbau von Stress, sondern auch für Ihre Haltung und generelle Gesundheit.

Strecken:

Strecken Sie sich noch einmal und machen Sie sich so groß wie möglich. Sie können eine „Pflückbewegung“ mit den Händen durchführen, so als würden Sie nach einem Apfel, der auf einem Baum hängt, greifen. Atmen Sie dabei tief ein und aus, strecken Sie Ihre Wirbelsäule gut durch, vielleicht spüren Sie schon Ihre Schultern ein wenig knacken. Nun können Sie die Finger ineinander verschränken und die Handflächen richten Sie nach oben. Dehnen Sie Ihren Rücken ein wenig nach hinten, strecken Sie Ihr Brustbein leicht nach vorne und atmen Sie noch einmal tief ein und aus.

Anschließend atmen Sie einmal tief aus und lassen Ihren Oberkörper vornüber sinken. Versuchen Sie mit den Fingern den Boden zu berühren, wenn das nicht möglich ist, lassen Sie einfach Ihren Oberkörper hängen. Sie können mit der rechten Hand den linken Ellenbogen fassen und mit der linken Hand den rechten Ellenbogen und so die Dehnung in Ihrem Rücken ein wenig verstärken. Atmen Sie dabei ruhig weiter und wenn Sie möchten, schwanken Sie ein bisschen von Seite zu Seite.

Wenn Sie sich ein wenig weiter dehnen möchten, dann können Sie mit Ihren Händen nach den Knien greifen und immer weiter runter Richtung Waden und Knöchel wandern und so Ihre Beine dehnen. Halten Sie die Dehnung immer für ein paar Sekunden, bevor Sie weiter nach unten wandern. Wenn Sie das einige Wochen lang jeden Tag machen, werden Sie schon bald mit den Fingern den Boden berühren können und haben damit auch ein kleines Erfolgserlebnis.

Dreh-Sitz:

Eine weitere sanfte Übung ist der Dreh-Sitz. Unsere Wirbelsäule hält uns den ganzen Tag lang aufrecht und wird im Laufe des Lebens immer mehr abgenutzt. Besonders, wenn wir nicht auf unsere Haltung achtgeben. Es ist wichtig, dass unsere Muskulatur am Rücken trainiert bleibt und auch regelmäßig gedehnt wird, um sie geschmeidig zu halten. Der Dreh-Sitz ist eine solche Dehnübung.

Setzen Sie sich auf den Boden und winkeln das linke Bein an, der Fuß sollte auf dem Boden liegen, möglichst unter Ihrem rechten Bein und nahe an Ihrem Gesäß. Stellen Sie das rechte Bein über das linke, sodass diese überkreuzen und die Fußsohle des rechten Beines auf dem Boden neben dem Oberschenkel des linken Beines steht. Greifen Sie mit Ihrer linken Hand zum rechten Knie und drehen den aufrechten Oberkörper nach rechts. Mit der rechten Hand können Sie nach hinten greifen, um sich abzustützen, damit Sie die Balance besser halten können.

Versuchen Sie auch den Kopf möglichst weit mitzudrehen, in diesem Fall nach rechts. Wiederholen Sie diese Übung anschließend auf der anderen Seite. Rechtes Bein abwinkeln, linkes Bein darüber stellen und mit dem rechten Arm das linke Knie fassen. Anschließend so weit wie möglich zur linken Seite hin den Rücken drehen und dabei so aufrecht wie möglich bleiben. Vielleicht hören Sie Ihre Wirbelsäule ein wenig knacken, das ist kein Problem, versuchen Sie auf jeder Seite den Sitz für mindestens 4 Atemzüge zu halten und ruhig aber tief ein- und auszuatmen.

Lotus-Sitz:

Noch eine Übung, die Sie im Sitzen durchführen können ist der Lotus-Sitz, dieser funktioniert wie der Schneidersitz, nur dass Sie zunächst versuchen, einen Fuß auf Ihrem Oberschenkel abzulegen. Meistens funktioniert eine von beiden Seiten dabei etwas einfacher. Setzen Sie sich mit geradem Rücken auf den Boden und versuchen Sie einmal, ob Sie es schaffen, den rechten Fuß auf Ihrem linken Oberschenkel abzulegen. Wenn nicht nehmen Sie Ihren Unterschenkel in die Arme und dehnen diesen etwas, indem Sie ihn ein wenig wippen. Der Lotus-Sitz dehnt nicht nur die Beine, sondern auch die Hüften. Laut der Yogaphilosophie sammeln sich in ungedehnten Hüften alle negativen Gefühle, Groll und alte Traumata.

Mit der Dehnung der Hüften können laut dieser Theorie nicht nur Muskeln flexibler gemacht werden, sondern auch alte Gefühle an die Oberfläche gebracht werden und sich lösen. Nachdem Sie Ihre Beine und Hüften gedehnt haben, sollte es schon bald kein Problem mehr sein, zuerst den halben und nach einiger Zeit den ganzen Lotus-Sitz zu meistern. Bei diesem liegen beide Füße auf dem jeweils gegenüberliegenden Oberschenkel.

Die Taube:

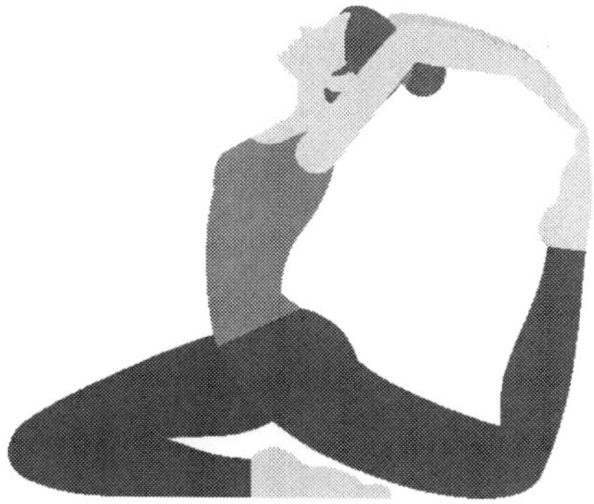

Die Taube ist ein Sitz, den Sie am besten auf der Yogamatte durchführen, oder zumindest auf einem Teppich oder mit einem Polster, damit Sie Ihre Knie schonen. Für diese Übung knien Sie sich zunächst mit aufrechtem Rücken auf die Matte. Stellen Sie Ihr rechtes Bein vor sich auf und legen es vor sich mit dem Knie nach rechts außen gedreht ab. Ihr Unterschenkel sollte fast im rechten Winkel zur Matte sein, wenn das zu schwer ist, können Sie das Bein auch abwinkeln und den Fuß Richtung Gesäß zeigen lassen.

Das linke Bein wandert gerade und möglichst ausgestreckt nach hinten, soweit es geht. Sie sitzen nun also in einer Art Spagat, aber mit Ihrem rechten Bein vor Ihnen abgewinkelt. Behalten Sie einen geraden Rücken bei und versuchen Sie langsam, Ihren Oberkörper weiter aufzurichten. Bleiben Sie einige Atemzüge lang in dieser Position, bevor Sie sich auf

Ihre Hände stützen, das vordere Bein wieder aufstellen und das hintere zu sich heranziehen. Sie werden merken, dass diese Übung die Hüften sehr dehnt und auch die oberen Oberschenkel schnell zu brennen beginnen können. Wiederholen Sie diese Übung nun auf der anderen Seite.

Der nach unten blickende Hund:

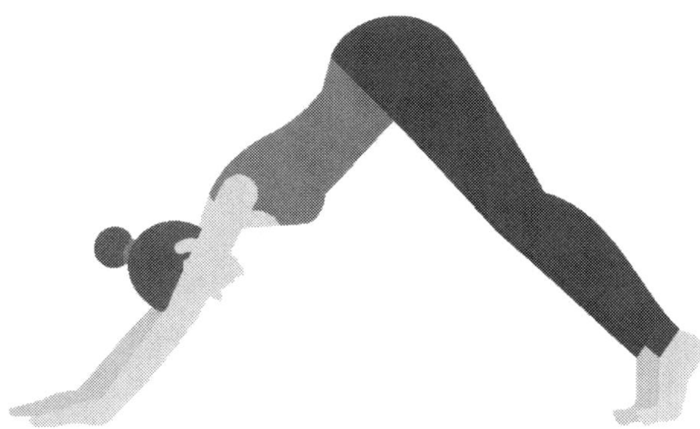

Der nach unten blickende Hund ist ganz einfach, erfordert aber einen geraden Rücken und gedehnte Beine, sonst muss er ein wenig abgewandelt werden. Knien Sie sich auf den Boden, platzieren Sie die Hände vor sich, sodass Sie in einen Vierfüßer Stand kommen. Nun stellen Sie die Zehen auf und verlagern Ihr Gewicht auf die Hände. Heben Sie die Knie vom Boden ab und versuchen Sie Ihren Rücken gerade zu halten, während Sie die Beine durchstrecken, Ihr Gesäß nach oben und hinten schieben und in die Form eines Dreiecks kommen.

Die Fußsohlen sollten dabei ganz am Boden liegen, wenn das aber nicht geht, ist das kein Problem, wandern Sie einfach mit den Füßen ein wenig näher heran und winkeln Sie die Knie ab. Die Dehnung in den Beinen muss erst geübt werden, es ist viel wichtiger, dass der Rücken gerade ist und Ihr Kopf nach unten blickt und eine Verlängerung der Wirbelsäule darstellt. Diese Übung an sich stärkt Ihre Körpermitte und auch die Arme, dehnt die Beine und den Rücken und entspannt die Nackenmuskulatur.

Schulterstand:

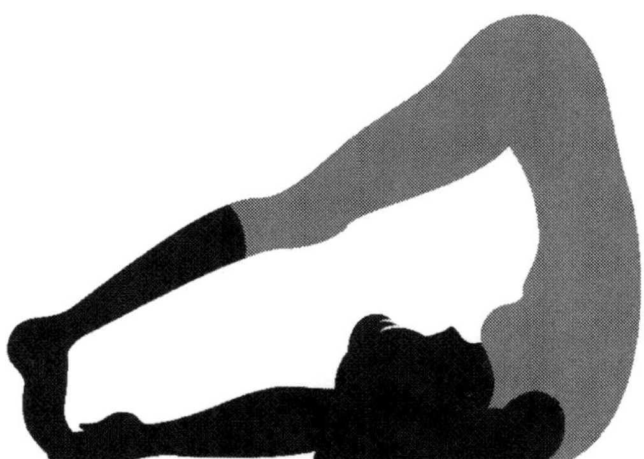

Auf der Yogamatte können Sie viele Übungen zur Dehnung des Rückens durchführen, die gleichzeitig auch kräftigend wirken. Sie kennen bestimmt den Schulterstand. Keine Angst, wenn Sie diese Übung nicht auf Anhieb schaffen. Versuchen Sie sich als erstes mit der Matte an einer Wand. Dazu legen Sie sich mit dem Gesäß so nahe an die Wand wie nur möglich und heben die Beine senkrecht an. Diese Übung ist entspannend und kann bei Menstruationsbeschwerden lindernd wirken. Als nächstes können Sie versuchen, Ihr Becken vom Boden abzuheben und mit den Armen zu unterstützen, indem Sie die Oberarme auf der Matte aufliegen haben und die Unterarme im rechten Winkel stehen und die Hände an den Hüften die gesamte Position stabilisieren.

Versuchen Sie Ihre Beine, den Oberkörper und den Rücken gut durchzustrecken und möglichst gerade und mit Kraft aus der Körpermitte aufrecht zu halten. Sie werden merken, dass es eine Menge Muskeln beansprucht und dass diese oft auch erst trainiert werden müssen, damit diese Übungen überhaupt funktionieren können.

Wenn Sie geübt sind, können Sie den Schulterstand natürlich auch ohne Hilfe der Hände probieren. Und anschließend versuchen Sie, in den Pflug zu kommen. Machen Sie das auf jeden Fall langsam und auch nur so weit, wie Sie können. Sie dehnen den Rücken damit sehr stark und es soll Ihnen auf keinen Fall wehtun.

Lassen Sie die Beine gerade und durchgestreckt hinter Ihrem Kopf sinken. Achten Sie auf Ihren Nacken und Ihren Rücken. Dieser darf bei dieser Übung gebeugt werden, Sie können aber auch versuchen, mit gestrecktem Rücken und gestreckten Beinen, Ihre Füße hinter Ihrem Kopf abzustellen. Wenn Sie den Rücken und die Beine biegen beziehungsweise abwinkeln, können die ganz Flexiblen auch die Knie neben den Ohren abstellen, so dass Sie wirklich wie ein Ball zusammengerollt auf der Matte liegen.

Der Sonnengruß/ Sūrya Namaskāra

Wenn Sie morgens genügend Zeit zur Verfügung haben, würde ich Ihnen empfehlen, zumindest ein bis zwei Mal in der Woche nach dem Aufstehen oder wann immer Sie Zeit haben, den Sonnengruß zu praktizieren.

Anleitung:

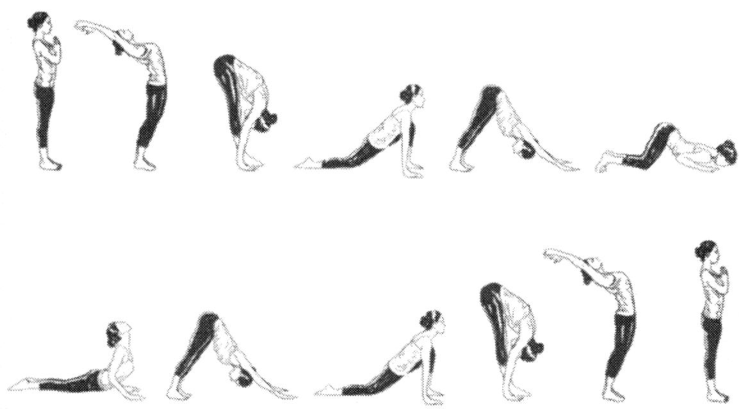

Beginnen Sie stehend, am besten barfuß, auf einer Matte oder dem Boden. Falten Sie die Hände vor der Brust wie zu einem Gebet und atmen tief und langsam einige Male durch die Nase ein und aus. Bei einer Einatmung strecken Sie Ihre Arme in die Höhe und den ganzen Körper so weit nach oben, wie es für Sie möglich ist. Sie können sich noch zusätzlich auf die Zehenspitzen stellen.

Nun beugen Sie sich vorne über und versuchen mit Ihren Fingern den Boden oder die Zehenspitzen zu berühren. Dabei atmen Sie tief aus. Versuchen Sie einfach mit geradem Rücken soweit nach unten zu kommen, wie möglich. Das kann auch in den Beinen ruhig ein wenig dehnen.

Strecken Sie bei einer Einatmung Ihren Rücken gerade nach vorne. Es ist kein Problem, wenn Sie mit den Händen nicht bis zum Boden kommen. Machen Sie aus Ihrem Körper eine Art Rechteck. Der Rücken ist der obere Balken, die Arme und Beine zeigen senkrecht zum Boden.

Sie können die Hände in diesem Fall auch an den Waden oder Knien abstützen, wenn Ihnen das leichter fällt. Beugen Sie den Rücken bei der folgenden Ausatmung wieder und steigen mit dem rechten Bein soweit Sie können nach hinten zurück in den Ausfallschritt.

Ihre Arme und das vordere Bein sollten im rechten Winkel zum Boden stehen. Das Knie sollte oberhalb vom Fuß sein und keinen spitzen Winkel machen. Behalten Sie auch hier einen geraden Rücken und atmen Sie tief ein, während Sie gerade nach vorne oder sogar leicht nach oben schauen.

Bei der nächsten Ausatmung stellen Sie das linke Bein zu dem hinteren dazu und verlagern Ihr Gewicht gleichmäßig zwischen den Armen und Beinen, das Gesäß strecken Sie dabei in Richtung Decke. Sie sind nun im Downward Dog, dem nach unten blickenden Hund angekommen. Sie wissen bereits, dass, wenn Sie die Beine bei dieser Übung nicht durchstrecken können, das kein Problem ist, achten Sie aber auf einen geraden Rücken.

Der nach unten blickende Hund fordert Kraft in den Armen, Schultern und im Rücken. Sie sollten darauf achten, den Kopf dabei nicht hängen zu lassen, sondern als gerade Verlängerung Ihrer Wirbelsäule zu sehen.

Nun verlagern Sie Ihr Gewicht nach vorne auf die Arme und kommen in eine Plank Position. Achten Sie darauf, einen geraden Rücken beizubehalten. In dieser Position muss fast jeder Muskel Ihres Bauches und Rückens angespannt sein, um Sie zu stabilisieren. Die gesamte Wirbelsäule bis zum Kopf sollte eine gerade Linie bilden. Atmen Sie dabei tief aus und senken Sie langsam, wie bei einem Liegestütz, Ihren Oberkörper zum Boden bis Sie fast liegen.

Nun strecken Sie bei der nächsten Einatmung die Arme mit flachen Händen vor Ihnen am Boden durch und heben Sie Ihren Oberkörper soweit es geht an. Versuchen Sie die Arme nicht sofort ganz durchzustrecken, sondern tasten Sie sich heran. Strecken Sie gleichzeitig Ihre Schultern nach hinten, den Kopf nach oben und spüren Sie, wie weit Ihr Brustkorb sich öffnen lässt. Blicken Sie dabei wieder nach vorne oder nach oben.

Bei der Ausatmung schieben Sie Ihr ganzes Gewicht von den Armen in Richtung Beine und kommen zurück in den nach unten blickenden Hund. Hier können Sie ein paar Atemzüge verweilen. Sollte das Hochkommen zu anstrengend sein, können Sie gerne zuvor auf die Knie und in den Vierfüßer

Stand kommen und anschließend in den Hund. Das ist vor allem für Anfänger meistens einfacher.

Als nächstes steigen Sie mit dem rechten Bein nach vorne und atmen tief und langsam ein. Das linke Bein bleibt gestreckt, während das rechte gebeugt im rechten Winkel zum Boden steht. Wenn Sie sich bei dieser Übung sicher fühlen, können Sie auch die Arme mit nach oben nehmen, in eine Gebetshaltung gehen und hier einige Atemzüge bleiben.

Bei der nächsten Ausatmung stellen Sie das linke Bein zu dem rechten nach vorne und bleiben Sie kurz nach vorne gebeugt. Sie können einige Atemzüge warten oder gleich bei der nächsten, tiefen Einatmung mit dem Oberkörper nach oben wandern und die Arme zeitgleich an Ihrer Seite entlang über Ihren Kopf in Richtung Decke strecken.

Wiederholen Sie nun die ganze Sequenz auf der anderen Seite, sodass Sie das linke Bein zuerst zurückstellen und im darauffolgenden auch als erstes wieder nach vorne stellen. Diese Abfolge können Sie in der Früh oder immer, wenn Sie Zeit haben, 3-mal auf beiden Seiten machen.

Stressbewältigung mit Sport

Sport ist für jeden Menschen zu empfehlen, ganz egal in welchem Zustand sich dieser befindet. Natürlich sollte die Bewegung immer an die vorliegende körperliche Verfassung angepasst sein. Doch viele versperren sich vor „anstrengenden" Sportarten, auf Grund schlechter Kondition oder zu wenig Kraft, ohne zu wissen, dass beide dieser Aspekte sich nur durch wochenlanges, monatelanges ja oft jahrelanges Training verbessern lassen. „Es ist noch kein Meister vom Himmel gefallen" und auch wenn Sie früher viel Sport betrieben haben, wird es so sein, dass nach ein paar Jahren die Muskelmasse nicht mehr auf demselben Stand ist, wie zu der Zeit als Sie vielleicht 3-mal pro Woche trainiert haben.

Einen guten Aspekt gibt es jedoch, wenn Sie bereits einmal sportlich gewesen sind. Unsere Muskeln verfügen über eine Art Memory- Effekt und nehmen schneller ihre sportliche Form wieder an, als bei Personen, die nie besonders aktiv gewesen sind.

Sport ist für uns alle vor allem deshalb wichtig, weil viele von uns hauptsächlich sitzenden Tätigkeiten nachgehen. Wir sitzen viel zu viel. Ob im Beruf oder auch privat. Wir sitzen vor dem Computer, vor dem Fernseher, vielleicht auch mit einem Buch oder dem Handy stundenlang. Jeden Tag. Während viele Kinder kaum stillhalten können, sich immer bewegen wollen und Ihr Geist und Ihr Körper so unglaublich aktiv ist, „verlernen" wir oft in unserem Alltag, diese Bewegungen auszuüben und wenn wir dann doch einmal aktiv werden müssen, sind es meist Tätigkeiten wie Putzen oder andere Arbeiten, die wir erledigen müssen. Viele sind schon mit solchen Arbeiten überlastet. Deshalb sollten wir versuchen, mehr Bewegung in unser Leben zu integrieren, dass auch diese Arbeiten einfacher werden.

Ist der Lift außer Betrieb, hat eine sportliche Person kein Problem damit, ein paar Stockwerke rauf in das Büro oder die Wohnung zu laufen. Während andere zur Bushaltestelle hetzen und hechelnd den Bus vielleicht gerade vor ihrer Nase wegfahren sehen, schaffen es viele sportliche Personen, vielleicht noch den Bus zu erreichen. Ihr Puls normalisiert sich schneller wieder und schon bald wird auch die Atmung wieder normal und die paar Schweißtröpfchen auf der Stirn sind auch schon wieder weg.

Sportliche Personen kommen mit Stress besser zurecht, weil ihr Körper sich besser anpassen kann an Situationen, die ihm vorgeführt werden und weil Sport an sich selbst, einfach während des Ausübens wie eine Art Meditation wirkt. Unser Gehirn kann abschalten und sich nur darauf konzentrieren, dass unser Körper weiter- läuft, -tanzt, -schwimmt, -anspannt, -entspannt, -geht und so weiter.

Wir geraten, vor allem durch längeres Trainieren und nach einer gewissen Eingewöhnungsphase, beim Ausüben von Sport in einen Flow Zustand, in dem wir gerne sind, die Zeit für uns keine Rolle spielt und man sich einfach bewegt, ohne viel nachzudenken.

So geht es vielen Langstreckenläufern, Radfahrern und Schwimmen und es kann sogar sein, dass man nach dieser Art des Abschaltens „süchtig“ wird. Natürlich kann eine Sportsucht auch negativ umschlagen, aber es ist doch kein schlechtes Zeichen, wenn Sie sich 2- oder 3-mal pro Woche darauf freuen, dass Sie nun für 30 Minuten Joggen gehen, oder?

Es gibt weitaus schlimmere Süchte, denen wir tagtäglich nachgehen, sei es der Kaffee am Morgen, die Zigarette vor der Arbeit oder der Kuchen in der Pause. Viele Dinge sind in unserem Kopf verankert und wir brauchen Sie zu einem gewissen Teil auch, doch es ist nichts Schlechtes dabei, es zu brauchen, sich regelmäßig zu bewegen, so wie es eigentlich von Natur aus sein sollte.

Finden Sie Ihren Sport

Überlegen Sie sich doch einmal, welchen Sport Sie schon immer ausprobieren wollten? Gute Trainer bereiten Sie nicht nur auf eine spezielle Sportart vor, sondern sie machen auch Übungen für Kraft, Ausdauer und Flexibilität, fordern Sie dazu auf daheim regelmäßig zu dehnen oder auch hin und wieder ein paar andere Übungen zu machen, die Ihre Leistung steigern können.

Sie können auch eine Sportart wählen, die noch dazu Ihr Selbstvertrauen aufpeppen kann, wie zum Beispiel verschiedene Kampfsportarten oder aber auch Selbstverteidigungskurse.

Vor allem Frauen fällt es hin und wieder schwer, über Ihren Schatten zu springen und sich zu Kursen wie Kickboxen oder anderen Sportarten in die Richtung anzumelden, doch nach und nach gewinnen gerade diese an Popularität und es gibt sogar eigene Kurse für Frauen. Viele Männer im Gegenzug dazu, fühlen sich eher unwohl einen Kurs wie Yoga zu belegen, doch diese Sportarten kennen keine Geschlechter und auch keine Diskriminierung. Gerade bei Kursen, die traditionell aufgebaut sind, ist vor allem bei Yoga überhaupt kein Gedanke daran, ob nun ein Mann in diesem Kurs sein sollte oder nicht. Informieren Sie sich gründlich, halten Sie sich Zeit frei oder schaffen Sie sich Zeit für sportliche Aktivität und gehen Sie dieser auch regelmäßig nach.

Oft ist es besser, in einem Kurs zu starten, der über ein halbes Jahr oder Jahr geht und immer wieder verlängert werden kann.

Es ist ein einfacher Trick, aber wir halten gerne Termine ein, vor allem, wenn wir dafür etwas bezahlt haben. Sie bezahlen aber auf jeden Fall mehr, nämlich an Lebensqualität, wenn Sie sich dem Sport entsagen. Dasselbe gilt übrigens auch für unsere Ernährung und unsere Psyche.

Sollten Sie zu den Glücklichen gehören, die sich selbst gut motivieren können und bei allen Temperaturen zum Beispiel 20 Minuten, 3 Mal pro Woche laufen gehen können und danach noch ganz vorbildlich ein paar Kraft- und Muskelübungen daheim in den eigenen vier Wänden ausüben können, anschließend noch dehnen und nach einer wunderbaren Dusche glücklich schlafen gehen, ist das natürlich optimal.

Es ist aber auch schon ein wunderbarer Anfang, wenn Sie nur einmal pro Woche laufen, dazu einmal ein kleines Hometraining machen und hinterher dehnen. Setzen Sie sich kleine Schritte als Ziele und steigern Sie diese. Wenn Sie in einen Schwimmkurs gehen, wird auch nicht von Ihnen sofort verlangt, eine Stunde lang nur so schnell wie möglich Bahnen zu ziehen.

Vergessen Sie allerdings nie wie wichtig das Krafttraining ist. Viele Menschen betreiben viel Ausdauersport und vergessen das Krafttraining. Muskeln verbessern die Haltung, schützen unsere Gelenke vor Verschleiß und vermindern

Gelenkschmerzen. Allerdings natürlich richtig ausgeführt. Lassen Sie es sich von einem erfahrenen Trainer zeigen.

Wir müssen unseren Körper erst einmal kennen lernen, um in der Lage sein zu können, ihm Gutes zu tun und ihm das zu geben was er braucht.

Wenn Sie beim Joggen Beschwerden mit den Knien bekommen, probieren Sie Radfahren, Schwimmen, Krafttraining für die Beine, um die Muskeln und Bänder erst einmal zu stärken. Erinnern Sie sich daran, dass Sie auch nicht sofort als Baby aufgestanden und losgelaufen sind. Unser Körper muss sich langsam adaptieren und er ist darin sogar sehr gut, wenn er die benötigte Zeit bekommt.

Was nun, wenn Ihnen so gar keine Sportart zusagt? Als erstes müssen Sie verstehen, dass alles, was wir regelmäßig tun, unsere Gewohnheiten sind. Zähneputzen, Sport, Ernährung, unser Denken und vieles mehr, sind in unserem Gehirn als Programm verankert.

Das heißt, Sie müssen versuchen dieses Programm zu verändern. Das schaffen Sie, indem Sie etwas 6 Wochen regelmäßig tun. Anschließend wird es Ihnen leichter fallen es zu tun, als es nicht zu tun. Sie werden Ihr Gehirn sozusagen neu programmieren und Sport wird dann zu einem Teil Ihres Lebens. Natürlich wird es viel leichter, wenn Sie eine Sportart finden, die Ihnen Spaß macht, aber das schaffen Sie, indem Sie danach suchen und neue Dinge ausprobieren. Es gibt unzählige Sportarten und es ist bestimmt auch für Sie etwas dabei.

Versuchen Sie es zum Beispiel mit Musik. Vielleicht ist ein Tanzkurs etwas, dass Ihnen gefallen könnte.

Ob Sie sich dazu entscheiden, klassisch zu tanzen oder vielleicht einen modernen Tanz zu lernen? Hip-Hop, Streetdance, Salsa, Bachata, Ballett, bleibt ganz Ihnen überlassen und Sie können den Kurs ja auch nach einem halben Jahr wechseln, wenn er Ihnen nicht gefällt.

Die Kombination aus Musik, Bewegung und auch dem Aspekt, dass ein nicht gut getanzter Schritt oft mit einem Lächeln zu kaschieren ist, macht das Tanzen zu einem wunderbaren Sport, bei dem man genauso ins Schwitzen geraten kann wie beim Joggen oder Radfahren. Gute Tanzlehrer werden immer ein wenig aufwärmen und auch am Ende des Kurses dehnen. Wenn das nicht der Fall ist, dehnen Sie sich daheim und wärmen Sie sich auch, so gut es geht, vor dem Tanzen auf. Wenn Sie es dann noch schaffen 2-mal pro Woche ein paar einfache Übungen für die Muskulatur daheim unterzubringen, sind Sie auf der Zielgeraden.

Auch wenn Sie nicht draußen Laufen gehen oder Radfahren, sondern einen Indoor Sport betreiben, vergessen Sie nicht, regelmäßig die Nase in die Sonne zu halten. Sie können zum Beispiel jeden Morgen im Sommer ein paar Sonnengrüße auf dem Balkon oder der Terrasse machen, wenn Sie einen Garten haben, sogar noch besser. In anderen Fällen lässt sich vielleicht ein Spaziergang in einem nahe gelegenen Park am Wochenende organisieren. Und im Winter gilt, rausgehen, wann immer die Sonne scheint. Unsere Laune bessert sich mit dem Gefühl der warmen Sonne auf der Haut und dieses bekommen wir im Winter nicht all zu oft.

Wenn Sie also eine Chance haben und in der Mittagspause ein wenig nach draußen gehen können, nutzen Sie diese.

Personen, die regelmäßig Sport betreiben, haben einen gesünderen Körper, werden weniger schnell krank, da ihr Immunsystem etwas schneller reagieren kann und schlafen besser.

Alleine der Faktor des besseren Schlafens kann Sie schon entspannter in der Arbeit und daheim machen, wenn Sie dann auch noch nach einer Diskussion eine Runde Laufen gehen können, kommen Sie vielleicht erfrischt und mit klareren Gedanken zurück und haben schon eine Lösung für Ihr Problem gefunden, während Sie sich vielleicht sonst in einem stundenlangen Streit wiedergefunden hätten.

Sie schütten Serotonin aus, das Hormon, dass uns glücklich und zufrieden macht, Sie werden bewusster mit Ihrem Körper umgehen, vielleicht sogar ein paar überschüssige Kilos loswerden oder Muskelmasse ansetzen, wenn es Ihnen an dieser mangelt.

Sie werden sehen, dass es nicht so schlimm ist, dem Bus, der Bahn oder dem Kind auf dem Dreirad nachzulaufen, und Sie werden sehen, wie Haushalt und andere Tätigkeiten, die Ihnen früher viel Kraft gekostet haben, immer einfacher für Sie werden, einfach nur, weil Ihre körperliche Situation sich so sehr anpasst und Sie nun dadurch viel mehr Leistung erbringen können.

Auch Ihre Konzentration wird sich verbessern, denn wie bereits erwähnt, ist Sport eine Art der Meditation und unser Gehirn kann während dieser körperlichen Tätigkeit abschalten von all den Gedanken, die uns sonst so sehr vereinnahmen.

Regelmäßiges Aufstehen zur selben Zeit, genau wie Schlafengehen zur selben Zeit ist eine gute Basis für Routinen. Eine Routine zu haben bedeutet aber nicht, jeden Tag dasselbe zu machen und wie ein Hamster im Rad zu laufen, sondern einen gewissen Ablauf zu besitzen, nach dem sich sowohl der Körper als auch der Geist richten kann. Sozusagen das Erschaffen eines eigenen mentalen Ankers. Es gibt sowohl gute als auch „schlechte“ oder unnötige Routinen. Eine davon wäre zum Beispiel das Essen nach Uhr.

Wir sollten essen, wenn wir Hunger haben, nicht wenn die Uhr 7 Uhr, 12 Uhr und 19 Uhr anzeigt. Diese Routinen sind als erwachsener Mensch gar nicht so leicht zu durchbrechen, denn wir müssen uns an die Pausen halten, wissen oft nicht, wann wir das nächste Mal Zeit haben und wir wollen ja auch nicht mit grummelndem Magen in der Arbeit sitzen.

In den meisten Fällen weiß unser Körper nach einiger Zeit wieder ganz genau, was er braucht und auch wann. Wir essen oft aus Langeweile, Stress oder eben, weil gerade „Essenszeit“ ist. Genau so geht es uns oft mit dem Schlafrhythmus. Wir quälen uns ins Bett, obwohl wir nicht müde sind, zumindest nicht körperlich, wenn wir den ganzen Tag nur vor dem Computer und später vor dem Fernseher gesessen haben. Menschen die, physisch aktiv sind, schlafen besser, auch wenn Sie keine sonderlich großartige mentale Leistung an einem Tag vollbracht haben, denn der Körper ist müde und er möchte schlafen.

Ist jedoch nur der Kopf müde oder sogar nur gelangweilt, dann schlafen wir oftmals nicht ein, obwohl es doch schon 23 Uhr ist. In 7 Stunden läutet schon wieder der Wecker. Wenn ich nicht bald einschlafe, bin ich morgen müde und kann mich nicht konzentrieren... Kennen Sie diese Gedanken? Wenn Sie um 18.00 Uhr nach Hause kommen, einen kleinen Snack essen und eine halbe Stunde laufen gehen, anschließend zu Abend essen und noch ein paar Seiten eines Buches lesen, bin ich mir ziemlich sicher, dass Ihnen die Augen nach ein paar Minuten zufallen.

Unser Körper braucht Bewegung, einen Ausgleich zur Arbeit und unser Geist braucht ein Hobby, eine Betätigung, die wir gerne haben und die uns fordert, damit wir uns anschließend im Schlaf gut entspannen können.

Zu Beginn könnten Sie sich eine schöne Routine für das Wochenende schaffen. Wenn Sie unter der Woche nicht wirklich dazu kommen, sich zu bewegen, dann sorgen Sie dafür, dass Sie samstags und sonntags etwas machen, dass für körperliche Betätigung sorgt. Wie wäre es mit einer Wanderung oder einem Besuch im Schwimmbad. Sie können auch bei schönem Wetter in einen Park gehen und Federball spielen, oder Sie nehmen sich eine Springschnur und hüpfen mehrmals am Tag einfach nur im Garten oder sogar bei Ihnen zu Hause, wenn schlechtes Wetter ist.

An erster Stelle stehen die körperlichen Aktivitäten, denn diese entspannen uns und bauen Stress ab, auch wenn wir zuerst den Eindruck haben, dass wir uns durch Sport quälen müssen, um uns fit zu halten, ist der Sport eine Entspannung für unser Gehirn. Der eigentliche körperliche Effekt im Gegensatz dazu, geschieht erst nach dem Sport, in der sogenannten Erholungsphase. In dieser werden unsere Muskeln modifiziert und können wachsen, können beginnen zu schmerzen oder wir spüren sie einfach nur ein bisschen.

Wenn Sie kein Einzelgänger sind, wenn es um Sport geht, suchen Sie sich einen Trainingspartner oder schreiben Sie sich in einen Kurs ein. Eine Stunde Yoga oder Kraftsport am Wochenende und eine halbe Stunde Joggen, vielleicht machen Sie dazu noch jeden Tag etwa 15 Minuten ein paar Dehnübungen, ein paar Hampelmänner oder springen ein paar Minuten Seil und Sie kommen schon auf die empfohlene Zeit für Sport.

Das Trainieren und sich Verbessern in einem Sport oder auch einem anderen Hobby löst in uns Glückshormone aus, motiviert uns weiter zu machen und übt auch gleichzeitig unsere Geduld. Es ist noch kein Meister vom Himmel gefallen und Sie sollten sich unbedingt kleine Ziele stecken, damit Sie regelmäßig diese Erfolgserlebnisse haben und keine Enttäuschung aufkommt.

Nehmen Sie sich als Ziel, zuerst eine Stunde Sport in Ihre Woche zu integrieren. Ob das eine Stunde Besuchen eines Sportkurses ist oder zwei mal 30 Minuten Training daheim oder im Studio ist ganz egal. Ihr Ziel ist es nur, dieses Training zu absolvieren. Anschließend versuchen Sie den Sport auf 3-4 Stunden pro Woche zu erhöhen.

Dann könnten Sie vielleicht noch ein Projekt starten wie das Malen eines Bildes. Setzen Sie sich hin und malen Sie an diesem Bild weiter, überlegen Sie sich etwas Ausgefallenes, mit vielen Details und Farben. Lassen Sie sich Zeit. Natürlich müssen Sie nicht malen, Sie könnten auch Begeisterung für ein Musikinstrument finden oder wieder neu entdecken. Viele von uns haben in der Kindheit bereits ein Instrument gelernt, aber irgendwann aufgehört dieses zu spielen. Wie wäre es mit einem Revival?

Vielleicht machen Sie sich auch Kochen zum Hobby, dann wäre es natürlich am besten, wenn Sie sich vor allem für gesunde Ernährung interessieren und wie man diese am schmackhaftesten machen kann. Wie wäre es, ein Mal pro Woche einen netten Abend bei Ihnen zu Hause zu machen und einen Freund, eine Freundin oder das Herzblatt zu bekochen? Sie könnten an diesem Tag auch gleich mehr vorbereiten, damit Sie sich etwas einfrieren können. Somit sparen Sie sich an einem anderen Tag etwas Zeit und minimieren den Stress.

Sie sehen schon, Hobbies gibt es viele und es ist natürlich von Ihnen und Ihren Interessen abhängig, für was Sie sich entscheiden. Sorgen Sie jedoch für eine Aktivität, die Sie körperlich fordert und eine, die Sie mental fordert. Selbst das Erlernen einer neuen Sprache oder auch nur das Verbessern Ihrer Englischkenntnisse, bringt Ihr Gehirn auf Trab, sorgt aber auch dafür, dass Sie sich im Alltag und in der Arbeit mehrere Dinge schneller und besser merken können.

Es gibt auch viele Dinge die Sie tun können, um mehr Bewegung in Ihren Alltag zu bekommen. Sie werden sich wohler, entspannter und gesünder fühlen und mit hoher Wahrscheinlichkeit noch einige Kilos verlieren.

Die folgenden Gedanken sollen dabei nur ein Anstoß für eigene Ideen sein.

- **Nehmen Sie die Treppe, statt des Fahrstuhls oder der Rolltreppe.**
- **Steigen Sie eine Station früher aus der Bahn oder dem Bus und gehen Sie diese Strecke zu Fuß.**
- **Verabreden Sie sich zum Spazieren gehen, anstatt zum Kaffee trinken.**
- **Machen Sie Kniebeugen beim Zähneputzen.**
- **Spannen Sie regelmäßig beliebige Muskeln an.**
- **Balancieren Sie auf einem Bein, während Sie auf den Bus, die Bahn oder die Kaffeemaschine warten.**
- **Ziehen Sie im Sitzen abwechselnd die Vorderfüße und Fersen hoch.**
- **Setzen Sie sich auf den Hometrainer, während Sie ihre Lieblingsserie schauen**

Nun aber kurz zurück zu den Routinen. Schaffen Sie sich eine angenehme Routine für den Morgen oder den Abend oder vielleicht sogar beide Tageszeiten, in denen Sie etwas für sich tun und sich diese Zeit auch nehmen. Versuchen Sie zum Beispiel morgens 10 Minuten in einer ruhigen Umgebung zu meditieren.

Anfangs merken Sie vielleicht noch keine Veränderung, aber wenn Sie das regelmäßig tun, werden Sie viel klarer im Kopf. Außerdem hebt es Ihre Laune, gibt Energie, Lebenskraft, stärkt das Immunsystem und baut den täglichen Stress ab. Vor dem Schlafengehen zu meditieren hat den Vorteil, vom Alltag abschalten zu können, um anschließend besser zu schlafen.

Der nächste Punkt mag etwas eigen klingen, Sie können ihn aber natürlich nach Ihren Bedürfnissen adaptieren.

Ziehen Sie sich gut an

Wie wir uns nach außen zeigen, kann oft eine Spiegelung des Innenlebens sein. Wir können aber auch mit unserem Aussehen und unserem Gefühl, das wir haben, wie wir uns optisch präsentieren, negative Gefühle ein klein wenig „weg manipulieren".

Während ganz unbewusst viele Menschen zu dunklen Farben oder Schwarz greifen, wenn sie schlechter gelaunt sind, kann der Griff zu eben dem Gegenteil eine ganz wunderbare Wirkung entfalten.

Keine Sorge, Sie müssen nicht umherlaufen wie ein Paradiesvogel, wenn Sie das nicht möchten aber achten Sie darauf, was Sie tragen und wann und greifen Sie zu den allerbesten Kleidungsstücken, die wunderbar an Ihnen aussehen und komfortabel sind. Beobachten Sie, ob nicht alleine das vielleicht schon Ihre Laune ein klein wenig anhebt.

Wie ich schon kurz erwähnt habe, entscheiden die Gewohnheiten, was wir regelmäßig tun oder nicht tun. Im nächsten Kapitel beschäftigen wir uns damit, wie Sie am besten Ihre Gewohnheiten verändern oder neue Gewohnheiten aufbauen.

Gewohnheiten

Wir alle haben ein natürliches Gespür dafür, was gut für uns ist, und welche Dinge, Situationen oder Personen wir meiden sollten. Manchmal werden wir durch kurzfristiges Glück dazu gebracht, Dinge zu mögen, die langfristig nichts Gutes für uns bedeuten. Eines der besten Beispiele dafür ist Fast Food. Wir haben Hunger, wollen dieses Bedürfnis schnell stillen, essen einen Burger, der schmeckt auch gut aber irgendwie... ist da etwas dran, das nicht so toll ist. Es schadet unserer Gesundheit und irgendwann auch unserer Lebensqualität. Bei dem anderen früher, bei dem anderen später.

Es ist eine schnelle Welt, wir suchen nach schnellen Lösungen, doch oft sind das nicht wirklich gut durchdachte Lösungen, sondern eher jene, die uns Geld und Gesundheit kosten, uns wenig Gutes bringen und damit höchstwahrscheinlich einem großen Konzern dienen. Uns wird jeden Tag aufs Neue eingeredet, welche Produkte wir brauchen, was wir anziehen müssen, um in Mode zu sein, ja sogar ein Lifestyle wird uns mit gewissen Produkten verkauft.

Ohne dieses Handy lebt man hinter dem Mond, ohne dieses Auto finden Sie kein Glück und wenn Ihre Wäsche nicht mit diesem einen, speziellen Weichspüler behandelt ist, foltern Sie sich doch nur selbst. Ich hoffe, Sie erkennen, dass man in diesem Fall ein wenig übertreiben muss, natürlich ist Werbung viel subtiler. Doch Sie möchte uns eben Dinge verkaufen, die wir eigentlich nicht brauchen. Dazu ist Werbung da.

Produkte, die wir ohnehin kaufen, sind kaum in der Werbung. Schon einmal eine Einschaltung über Bio Zwiebel gesehen? Oder vielleicht über Butter von grasfressenden Kühen? Tomaten? Äpfel? Nein, denn das sind Dinge, die wir ohnehin kaufen, wenn wir wollen, und wir brauchen sie ja auch.

Was wir nicht brauchen sind 5 verschiedene Schokoriegel, Müsli in allen Farben des Regenbogens und eine Haarbürste, die uns die Haare trocknet, lockt oder glättet und sie auch noch zum Glänzen bringt. Natürlich haben manche Produkte Ihre Vorteile, doch jetzt geht es einmal darum, Gewohnheiten zu ändern und vielleicht dämmert es Ihnen auch schon, was auf Platz eins steht.

Lassen Sie sich nicht beeinflussen oder verunsichern. Wir alle haben unsere eigene Meinung und es ist gar nicht mehr möglich, sich über alles, was es auf diesem schönen Planeten gibt, eine Meinung zu bilden. Darum müssen wir von Zeit zu Zeit auf die Meinung anderer Vertrauen. Auf die Meinung unseres Chefs, auf die unseres Arztes, unseres Partners, unserer Eltern. Doch blindes Vertrauen, ohne etwas zu hinterfragen, kann uns auch in Zwickmühlen bringen, vor allem wenn Meinungen persönlich an uns gerichtet sind.

Ein großer Faktor, der Menschen dazu bringt, unglücklich zu werden, ist es, wenn andere Menschen sich eine Meinung über sie bilden. Jeder kann und soll auch eine Meinung über Sie haben doch wichtiger ist, was Sie von sich selbst halten. Wenn Ihr Partner Sie eine Couch-Potato nennt und Sie sind mit dieser Meinung einverstanden, Sie möchten sie aber nicht akzeptieren, ändern Sie diese Gewohnheit.

Wenn Sie sich selbst denken, Sie möchten gerne mehr lachen und weniger schnell wütend sein, ändern Sie diese Gewohnheit. Es gibt viele Kleinigkeiten, mit denen wir an uns selbst unzufrieden sind und oft wird uns vermittelt, dass gewisse Dinge uns das Leben erleichtern, uns glücklicher machen oder uns Zeit ersparen und dadurch bekommen wir einen komplett neuen Zugang zum Leben, aber das ist eben Werbung. Das einzige, was wirklich etwas bringt, ist es, etwas zu ändern.

Schreiben Sie sich eine Liste mit Gewohnheiten, die Sie nicht gerne haben möchten. Erwarten Sie nicht von sich, von heute auf morgen komplett mit dem Rauchen aufzuhören, erwarten Sie auch nicht sofort von sich, nie wieder Fabrikzucker zu konsumieren. Wie auch beim Sport gilt es, sich kleine Ziele zu setzen, Erfolgserlebnisse zu haben und motiviert zu bleiben.

Vielleicht könnte Ihre Liste in etwa so aussehen:

1. Ich muss früher schlafen gehen
2. Ich werde nicht mehr so viel Fernsehen
3. Ich muss mehr Zeit für mich haben
4. Ich muss besser Ordnung halten
5. Ich werde nicht mehr so schnell wütend
6. Ich muss öfter Freunde treffen
7. Ich muss mich gesünder ernähren
8. Ich muss mehr Sport betreiben
9. Ich muss regelmäßig meditieren
10. ....

Sehen Sie sich diese Punkte genau an. Erkennen Sie auch, dass viele dieser Aspekte miteinander verbunden werden können?

Früher schlafen gehen könnte man erzielen, in dem man abends weniger fernsieht und mehr Sport betreibt oder auch früher aufsteht. Wer Sport treibt und früher aufsteht, hat auch gleich mehr Zeit für sich selbst gehabt, hat vielleicht mehr Zeit, die Wäsche wegzuräumen, einmal über die Küche zu wischen oder ein paar Freunde anzurufen und zu fragen, ob denn jemand Zeit hat.

Jemand der mehr Sport macht, regelmäßiger und besser schläft, der wird auch ein stärkeres Nervengerüst aufbauen und weniger schnell wütend werden, noch besser ist das, wenn man sich vielleicht noch etwas mehr Zeit nimmt und vielleicht einmal am Tag für 10 -15 Minuten meditiert.

Lassen Sie immer mehr Tätigkeiten nicht ungeachtet oder nebenbei passieren. Versuchen Sie, die Achtsamkeitsübungen auf verschiedene Bereiche Ihres Lebens anzuwenden. Hinterfragen Sie Ihre Gewohnheiten. Ob es das ist, dass Sie automatisch den Fernseher einschalten, wenn Sie nach Hause kommen, oder dass Sie zu Süßigkeiten greifen, wenn Sie gestresst sind.

Vielleicht merken Sie auch etwas an Ihrem eigenen Verhalten, vielleicht sind Sie gereizt gegenüber Ihren Mitmenschen, wenn Sie aus der Arbeit herauskommen. Gründe zur Änderung finden, sind die ersten Schritte zu einer Veränderung Ihrer konditionierten Handlungen.

Ganz egal, ob die Bereiche Gesundheit, soziale Kontakte, Hobbys, der Job, die Familie, mentale Gesundheit oder Kreativität sind, Ihr Verstand und Ihre Intuition kann Ihnen in jedem Fall für jeden Bereich Verbesserungsvorschläge bieten und mit einigen achtsamen Überlegungen schaffen Sie es, mit kleinen Änderungen, Ihr Leben Schritt für Schritt umzugestalten.

Sie können sich auch ganz bewusst ein Wochenende Zeit nehmen oder sogar mehrere und entrümpeln. Oftmals blockieren wir unsere Kreativität mit all den Dingen, die wir um uns herum ansammeln, aber nicht brauchen. Wann haben Sie denn das letzte Mal ausgemistet und Ihrem Zuhause damit vielleicht eine bessere Atmosphäre beschafft?

Sie können das Ausmisten und Saubermachen sogar als eine Art Meditation sehen, wenn Sie versuchen, sich dabei wirklich nur auf das zu konzentrieren, was Sie tun und andere Gedanken eher vermeiden. Außerdem sind das Tätigkeiten, die Sie ohnehin von Zeit zu Zeit durchführen müssen und da ist es doch gut zu wissen, dass Sie das Saubermachen von Ihren eigenen vier Wänden auch als eine Art geistiger Reinigung nutzen können.

Bleiben Sie nicht statisch, sondern lernen Sie Neues. Mit allem, was wir neu erlernen, ist es schwieriger, in eine Art Trott zu fallen und eben genau wie der Hamster in seinem Laufrad, immer nur nach vorne starrend weiterzulaufen, weil das unsere einzige Beschäftigung ist.

Lernen Sie eine neue Sprache, besuchen Sie fremde Länder und bilden Sie sich in mehreren Bereichen weiter. Die Welt hat so viel zu bieten und in der Zeit der Digitalisierung ist ein

Ausflug, wenn auch nur fürs Erste, eigentlich nur einen Klick weit entfernt.

Schauen Sie sich Dokus an, anstatt eine Serie zu verfolgen, deren Inhalt vielleicht nur so halb amüsant ist. Besuchen Sie Kurse und Weiterbildungen. In vielen Städten werden sogar gratis viele Vorträge angeboten, man muss sich nur etwas informieren und einlesen.

Stehen Sie auf und nutzen Sie dieses Überangebot und wenn Sie doch ein wenig abseits von größeren Städten leben und nicht so leicht die Möglichkeiten haben, dann ist es zumindest an der Zeit, hin und wieder ein paar Ausflüge zu machen, seinen Horizont zu erweitern und die, oftmals selbst angelegten, Scheuklappen abzulegen, die nicht nur Schlechtes, sondern eben leider auch alle seine damit verbundenen Erlebnisse und Erfahrungen ausblenden, sondern auch Erlebnisse, die durchaus einfach nur positiv sind.

Gewohnheiten ändern und in ein stressfreies Leben übergehen

So praktisch und hilfreich sie sein können, genauso lästig, ärgerlich oder sogar schädlich sind sie oft. Und die Gewohnheiten zu ändern bedeutet meist ein hartes Stück Arbeit.

Bis zu 50% unseres Handelns bestimmen die Gewohnheiten, sie leiten uns durch den Tag und bestimmen unser Tun. Das Gehirn macht zwischen guten und schlechten Gewohnheiten keinen Unterschied. Doch wer ihre Funktionsweise kennt, der kann sie beeinflussen. Ist ein Verhalten einmal eingefahren, bedeutet es Schwerstarbeit, diese Gewohnheiten zu ändern. Allerdings zeige ich hier ein paar Tricks, um es Ihnen etwas zu erleichtern. Auch in Personal- und Marketingabteilungen nutzt man eingeschliffene Gewohnheiten.

So werden Produkte zu Verkaufsschlagern und Mitarbeiter berechenbar. Schafft man die richtigen Bedingungen, kann man Angestellte und Konsumenten dazu bringen, die Gewohnheiten anzunehmen, die den gesetzten Zielen nützen. Gewohnheiten sind also Verhaltensweisen, die man irgendwann bewusst getroffen, für richtig befunden und seitdem regelmäßig ausgeübt hat, ohne darüber nachzudenken.

Neurowissenschaftliche Studien belegen, dass die Bereiche des Gehirns, die für Entscheidungen und komplexe Denkprozesse zuständig sind, aufhören zu arbeiten. Aktiv bleibt nur ein „Zellhaufen“, der mit Instinkthandlungen und Reflexen in Verbindung gebracht wird: die Basalganglien.

Es hat den Anschein, dass hier eine Art Handlungsgedächtnis vorhanden ist, das alle Handlungen, die einmal erfolgreich waren, speichert. Die Basalganglien setzen die gewohnten Muster in Betrieb, der Rest des Gehirns ruht.

Haben Sie sich schon einmal gefragt, warum wir Dinge tun und warum immer wieder auf die gleiche Art und Weise? Wir alle haben unsere Gewohnheiten. Gute und schlechte, und sie laufen unterbewusst und automatisch ab, mit dem Ziel, Energie und Ressourcen zu sparen. Gewohnheiten sind Verhaltensmuster, die den Verstand in gewissen Situationen auf „Autopilot“ schalten. Klingt zuerst gut und hilfreich, doch sind schlechte und destruktive Gewohnheiten im Spiel, kann das schnell schlimme Folgen haben, als wenn ein Betrunkener das Auto fährt.

Man stelle sich die Gewohnheit als Kreis vor, denn sie hat ja die Eigenschaft, dass sie sich am Ende wieder aufruft und von vorne beginnt.

In dem Kreis findet ein 3-teiliger Prozess statt:

1. **Der Auslöser**, das kann ein äußerer aber auch innerer Reiz, ein Gedanke oder ein Gefühl sein. (Das kann die Zigarette nach dem Essen, die Tasse Kaffee im Büro oder dieselbe Sorte Zahncreme sein).

2. **Routine**. Gemeint ist die Handlung, die allgemein als Gewohnheit bezeichnet wird. (Morgendliches

Duschen, Fingernägel kauen oder die Chips vor dem Fernseher).

3. **Die Belohnung**. Dieser Teil sorgt erst dafür, dass sich die Gewohnheit festigt und anschließend in Gang gehalten wird. Auslöser und Routine können ein ganz unterschiedliches Erscheinungsbild haben, wie auch die Belohnungen variieren können. Sie bewirken körperliche oder psychische Befriedigung oder beides. Doch eins haben alle Belohnungen gemein: Sie gefallen uns.

Ohne die Belohnung gäbe es keine Gewohnheit!

Schlechte Gewohnheiten ändern

Da Gewohnheiten nicht angeboren, sondern angewöhnt sind, können sie abgelegt, verändert oder durch andere ersetzt werden.

Die „gute alte Gewohnheit" zeigt sich bisweilen recht bockig und uneinsichtig, man braucht Zeit und Durchhaltevermögen, um sie zu „bekehren". Nicht aufgeben, wenn es nicht sofort funktioniert, Rom wurde auch nicht an einem Tag erbaut.

Gewohnheiten sind für das Gehirn unabdingbar, auch wenn sie schädlich sind. Neue Verhaltensmuster erkennt es zuerst als falsch. Nur durch ständiges Üben kann dem Gehirn beigebracht werden, zuerst die Vorteile und die positiven Fakten zu sehen. Verhaltensforscher gehen davon aus, dass sich nach 21 Tagen erste Erfolge einstellen, es kann aber auch Wochen, wenn nicht sogar Monate dauern. Ich sage immer: Tun Sie etwas 6 Wochen, dann wird es Ihnen anschließend leichter fallen es zu tun, als es nicht zu tun! Die Zeitspanne ist bei Mensch zu Mensch allerdings unterschiedlich. Viele schaffen es auch schon früher.

1. Belohnung

Damit das Ablegen alter Gewohnheiten klappt, sollte als Ersatz eine neue Gewohnheit ins Auge gefasst werden. Es muss ein Verlangen nach dieser neuen Tätigkeit erzeugt werden. Nehmen Sie sich nicht zu viel auf einmal vor, besser sind kleine Schritte in die richtige Richtung und belohnen Sie sich!

Als Belohnung bietet sich an, statt den gerauchten Zigaretten, ein Wochenendtrip. Oder für die ungesunden Chips ein frisches Obst. Hier sind der Phantasie keine Grenzen gesetzt. Hauptsache, das Gehirn begreift: Lasse ich die alten schlechten Gewohnheiten, winkt etwas Schönes oder Positives für die Gesundheit. Erwünschtes, neues Verhalten muss gekoppelt sein an einen konkreten Auslösereiz und durch eine Belohnung gekrönt werden.

Schwammige Aussichten wie „irgendwann mache ich mal" und „dann gibt es irgendwas" reichen nicht aus. Ab dem Zeitpunkt wo Sie das „sollte" in einem „muss" verändern, werden Sie alles schaffen.

2. Bestrafung

Gewohnheiten ändern geht einfacher, wenn Sie sich für Ihr scheitern bestrafen. Wissen Sie wie meine Webseite myfoodmyfuture.com entstanden ist? Ich habe mir ein leeres Notizbuch gekauft und schriftlich notiert, dass ich 10 Stunden in der Woche an meinem Traum arbeiten werde. Ich möchte Menschen motivieren, gesünder zu leben und im Thema Ernährung und Gesundheit aufklären. Am Ende einer Woche habe ich immer Bilanz gezogen.

Sollte ich es nicht geschafft haben, musste ich auf etwas verzichten, was ich gerne tat. Es ist egal was es ist. Es muss etwas sein, was Sie sehr gerne machen und es Ihnen richtig wehtut, wenn Sie darauf verzichten müssen.

Heute arbeite ich nicht 10 Stunden, sondern 40 Stunden in der Woche an meinem Traum und weitere 40 Stunden in meinem Hauptberuf. Sobald ich merke, es wird mir zu viel, gehe ich zum Sport, Sauna oder meditiere öfters. Ich brauche weniger Schlaf und bin trotzdem fit. Mein Notizbuch brauche ich nicht mehr. Bilanz ziehen muss ich nicht, weil diese Arbeit für mich wie das tägliche Zähneputzen wurde. Ich habe es so stark in mein Unterbewusstsein einprogrammiert, dass es zur Gewohnheit wurde.

Auf keinem Fall möchte ich damit angeben, weil ich auch genügend Schwächen habe, an denen ich täglich arbeiten muss, sondern ich möchte nur aufzeigen, dass sehr viel, egal in welchem Bereich, möglich ist, wenn man eine Gewohnheit entwickelt.

3. Schreiben Sie Vor- und Nachteile auf

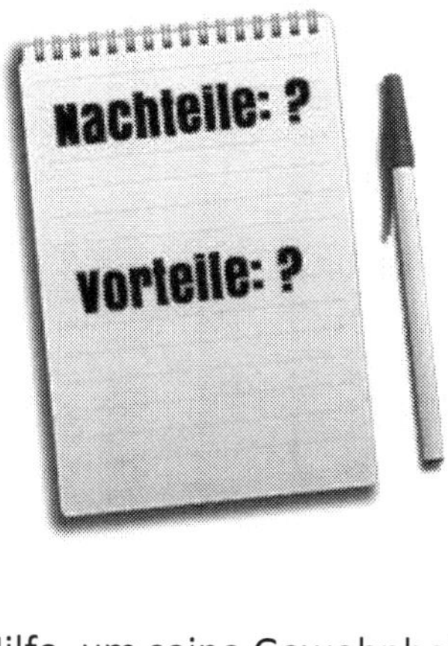

Noch eine starke Hilfe, um seine Gewohnheiten zu ändern, ist, wenn man die Vor- und Nachteile schriftlich notiert. Fangen Sie jetzt an. Schreiben Sie sich zum Beispiel auf, dass Sie Ihre Gesundheit verbessern möchten.

Jetzt schreiben Sie alle Nachteile auf, was passieren könnte, wenn Sie sich weiterhin viel Fast Food, Softdrinks, industriell verarbeitete Lebensmittel, schlechte Fette und Alkohol in den Körper kippen. Was würde passieren, wenn Sie keinen Sport mehr betreiben und nur noch auf der Couch sitzen. Mit welchen negativen Konsequenzen müssen Sie in den nächsten 10-20 Jahren rechnen? Sie sollten ehrlich zu sich selbst sein.

Nachteile:

Vielleicht werde ich krank, muss Unmengen an Pillen schlucken, bekomme chronische Schmerzen, verliere meine Lebensqualität und Vitalität uvm...

Vorteile:

Der zweite Schritt besteht darin alle Vorteile aufzuschreiben, welche Sie genießen könnten, wenn Sie zum Beispiel mehr Sport betreiben, meditieren und sich gesünder ernähren.

„Ich werde gesünder und fitter sein. Mehr Energie haben und weniger krank sein. Ich werde meine Lebensqualität verbessern. Ich werde mehr Selbstvertrauen und mehr Willenskraft entwickeln. Mein Leben wird sich nicht nur kurzfristig, sondern auch langfristig verbessern".

Das können Sie bei allen Bereichen anwenden. Versuchen Sie diese Notizen täglich zu lesen. Mit den täglichen Gedanken daran, programmieren Sie Ihre Ziele in Ihr Unterbewusstsein ein. Die meisten Menschen unterschätzen den Einfluss unserer Gedanken.

4. Die Macht der Gedanken beeinflusst die Macht der Gewohnheit!

Alte Gewohnheiten ändern ist deutlich schwerer, als neue Gewohnheiten zu bilden. Stellen Sie sich darauf ein, dass es ungefähr 10-mal solange dauert, alte schlechte Gewohnheiten zu ändern als komplett neue zu bilden. Wenn Sie im Fitnessstudio eine schon oft falsch ausgeführte Bewegung ändern möchten, ist es viel schwerer, als die Bewegung gleich von Anfang an richtig auszuführen. Das sollten Sie bei Ihrer Planung berücksichtigen, um die Motivation nicht zu verlieren.

Wenn Sie aber die alten schlechten Gewohnheiten nicht mehr verwenden. Das heißt, wenn Sie die alten Nervenbahnen im Gehirn nicht mehr benutzen, dann werden die alten Gewohnheiten nach und nach abgebaut.

5. Bauen Sie Momentum auf!

Unterbrechungen sind für „Gewohnheiten ändern" „**GIFT**!" Sie müssen dafür sorgen, dass das Momentum aufrecht erhalten bleibt. Einen stehenden Zug ins Rollen zu bringen, dafür ist sehr viel Energie notwendig, aber ist er einmal in Bewegung, ist es sehr schwer, ihn zu stoppen.

Anfangs macht es mehr Sinn, etwas jeden Tag 30 Minuten zu machen, als einmal in der Woche etwas 3,5 Stunden zu machen. **Das heißt:** Wichtig ist die Regelmäßigkeit und es im Unterbewusstsein zu verankern. Die Leistung, sprich die Zeit, können Sie anschließend immer etwas anpassen.

Ich würde Ihnen empfehlen, die Priorität in die Regelmäßigkeit zu setzen und bei der Leistung nicht zu streng mit sich selbst zu sein.

6. Motivieren Sie sich!

Sie müssen sich unbedingt so oft wie möglich motivieren. Meine besten persönlichen Erfahrungen habe ich mit Motivationsvideos, Hörbüchern und diversen Büchern gemacht. Ich habe ein Hörbuch, das ich mir bestimmt schon 50-mal angehört habe. Ein Hörbuch hat den Vorteil, dass man es am Handy immer dabei hat. Beim Kochen, beim Spazieren, auf den Weg zur Arbeit, beim Pilze sammeln, oder bei einer Bergtour.

Besonders empfehlen kann ich hier das Hörbuch vom Motivationsexperten Anthony Robbins. Mich selbst hat es schon öfters aus einem emotionalen Tief gezogen und wieder zu positiven Gedanken verholfen. Allerdings sollten Sie es mit den Hörbüchern auch nicht übertreiben. Vergessen Sie nicht, auch einmal Zeit nur für sich zu haben, die Stille zu genießen und einfach nur im Hier und Jetzt zu leben. Am besten in Verbindung mit einer Meditationseinheit.

Unsere Gedanken - unsere Gesundheit

Kann man aufgrund einer Veränderung seiner Denkweise auch eine Veränderung in seiner Gesundheit erfahren? Gibt es eine Verbindung zwischen den beiden? Und wenn ja, wie genau kann man sich das vorstellen? Inwiefern spielen unsere Gedanken eine Rolle, wenn es um unsere Gesundheit geht? Mit großer Wahrscheinlichkeit lässt sich sagen, dass wir alle gesund sein und auch gesund bleiben wollen.

Wenn es also bestimmte Faktoren gibt, die dabei eine Rolle spielen und uns schaden könnten, dann versuchen wir diese aus dem Weg zu räumen. Nicht alle Menschen kümmern sich so extrem um ihre Gesundheit, aber andere würden fast alles tun, damit sie gesund bleiben können. Ganz oft verbinden wir die Gesundheit sofort mit Sport und einer gesunden Ernährung. Aber das sind nicht die einzigen Faktoren, die bei einem gesunden Leben und Körper eine wichtige Rolle spielen.

Hinzu kommen noch der Schlaf und die Schlafqualität, Stress und dann natürlich Dinge wie Alkohol und das Rauchen. Aber auch der Lebensstil im Allgemeinen beeinflusst unsere Gesundheit. Dabei umfasst der Lebensstil mehr als nur, wie viele Stunden Schlaf Sie pro Nacht bekommen, ob Sie rauchen oder wie viel Stress Sie täglich haben.

Zum Lebensstil gehört auch Ihr Umfeld, in dem Sie sich die meiste Zeit aufhalten und die Leute, mit denen Sie sich umgeben. Oftmals werden diese Faktoren übersehen, aber auch diese beeinflussen unsere Gesundheit. Und dann spielt eben auch die Denkweise eine wichtige Rolle.

Diese kann übrigens auch vom Umfeld und den Leuten um uns herum beeinflusst werden. Wenn alle Ihre Arbeitskollegen ständig jammern und sich beschweren und eventuell sogar Schimpfwörter benutzen, dann kann es sein, dass Sie dieses Verhalten nach einer Weile selber aufnehmen und sich demnach auch so verhalten. Haben Sie also ein eher negatives Umfeld, dann wird sich dieses auch eher negativ auf Sie und Ihre Denkweise auswirken. Demnach beeinflusst dies Ihren Lebensstil und kann eben auch Ihre Gesundheit beeinflussen. Halten Sie sich aber eher in einem positiven Umfeld auf, wo Ihre Arbeitskollegen und Freunde hinter Ihnen stehen und Sie ermutigen und selber positive Einstellungen haben, dann wird sich das auch positiv auf Sie auswirken.

Jetzt gibt es aber noch einen anderen Fall, indem eine schlechte und eher negative Denkweise Ihre Gesundheit beeinflussen kann. Es ist nämlich gesagt, dass ein stressfreies Leben im Kopf beginnt. Wenn Sie dabei zum Beispiel jeden Tag Angst haben, dass Sie krank werden, dann werden Sie mit großer Wahrscheinlichkeit früher oder später auch krank. Angst ist wie ein Gift für unseren Körper, genau wie, wenn wir uns täglich Sorgen machen.

Vor allem die ständigen Sorgen beginnen in unserem Kopf mit unseren Gedanken. Damit sich das nicht negativ auf unsere Gesundheit auswirkt, muss man sich demnach auf seine Gedanken konzentrieren und diese verändern, oder wenigstens zu einem gewissen Maße kontrollieren. Außerdem wird auch Stress durch ständige Zweifel, Angst, Sorgen, Hoffnungslosigkeit und ein fehlendes Selbstwertgefühl ausgelöst. Und wir alle wissen, dass ständiger und andauernder Stress nicht gut für unsere Gesundheit ist.

Es sind also nicht nur unsere Gedanken allein, die unsere Gesundheit beeinflussen oder sogar bestimmen, aber dennoch spielen diese eine wichtige Rolle. Es wird auch gesagt, dass die Gesundheit nur dann richtig erzielt werden kann, wenn ein Einklang zwischen Ernährung, Bewegung und eben auch der Psyche vorliegt. Dabei muss jeder Mensch die Verantwortung für seinen eigenen Körper übernehmen und diesem genau das geben, was er braucht.

Viele Krankheiten werden leider oftmals durch einen falschen Lebensstil ausgelöst. Dabei kommt es durch den falschen Lebensstil nicht zum Einklang der drei Komponenten. Um den Einklang wieder herzustellen, müsste man sein Leben und sein Verhalten verändern, aber nicht jeder Mensch ist bereit dazu. Nicht für jeden ist das so wichtig. Manche Menschen leben ihr Leben lieber weiter so wie es bisher war, anstatt eine Balance zu finden, auch wenn das bedeutet, sie können jederzeit wieder krank werden.

Wenn Sie also langfristig gesund bleiben wollen, dann müssen Sie sich auch langfristig um Ihren Körper kümmern, um den Einklang herzustellen und beizubehalten. Es muss zu Ihrem Lebensstil werden, denn ein schlechter Gedanke allein schadet uns nicht. Aber wenn es immer wieder zu schlechten Gedanken und daraufhin auch zu schlechten Taten kommt, dann können sich diese auch schlecht auf unsere Gesundheit auswirken.

Für den Einklang ist ein positiver Lebensstil also ratsam und damit eben auch eine positive Denkweise. Das positive Denken kann Ihnen in diesem Fall also helfen, aber es sind auch die Taten, die wir aufgrund von unseren Gedanken ausführen, die den Einklang und damit unsere Gesundheit beeinflussen und aus dem Gleichgewicht bringen können. Das positive Denken muss also zu einem positiven Lebensstil führen, der uns dazu bringt, auch positive Handlungen auszuführen. Deshalb ist hier nicht nur das positive Denken allein, das einen Unterschied hervorruft, sondern ein Zusammenspiel von Gedanken, Lebensstil und vor allem auch Taten und Handlungen und damit auch unserem Verhalten.

Gedankenmuster ändern

Es ist nicht leicht, sich von eingefahrenen und lange angelernten Gedanken zu verabschieden. Jedoch können Sie Schritt für Schritt, langsam und ohne dabei zu streng mit sich selbst zu sein, denn Sie wollen ja keine Kritik an sich üben, vor allem nicht, wenn Sie gerade dabei sind etwas Gutes für sich zu lernen.

Folgende Gedankenmuster sollten Sie versuchen zu verändern und positiver zu gestalten:

Zu streng und kritisch mit sich selbst sein

Selbstliebe ist ein wichtiger Faktor im Umgang mit sich selbst aber auch anderen Menschen. Überlegen Sie mal, ob Sie all die Anschuldigungen, die Sie sich selbst geben, auch Ihren besten Freunden sagen würden. In vielen Fällen würden Sie Ihren Freunden helfen, sie nicht noch weiter verunsichern oder immer wieder dasselbe vorwerfen.

Doch oftmals machen wir genau das mit uns selbst. Sprechen Sie mit sich wie mit einem Freund. Lassen Sie sich auch in Gesprächen mit anderen, egal ob im Beruf oder Privatleben, nicht klein machen. Begegnen Sie Ihrem Gegenüber auf Augenhöhe und legen Sie ein selbstsicheres Auftreten an den Tag, ohne dabei überheblich zu wirken.

Sie werden merken, dass andere Personen auch sicherer mit Ihnen umgehen und Ihnen mehr zutrauen, wenn Sie das auch selbst tun. Und wenn Sie sich auch sicher fühlen, selbst wenn Sie es sich ein wenig vorspielen müssen, werden Sie auch merken, dass Sie mit der Zeit sicherer werden.

Gestehen Sie sich Schwächen ein

Sie sollten nicht zu Joggen beginnen und erwarten, innerhalb von einem Monat in der Lage zu sein, einen Marathon zu laufen. Wenn Sie beschließen, Sport auszuüben oder ein anderes Hobby zu beginnen, dann tun Sie das für sich, für Ihre Gesundheit. Es ist ein Akt der Selbstliebe. Wenn Sie sich dazu pushen müssen, immer besser zu werden wollen, schneller zu werden, Zeiten zu übertrumpfen und vielleicht noch ein paar ungesunde Supplemente schlucken, überlegen Sie sich, ob das noch viel mit Ihrem persönlichen Wohlbefinden zu tun hat.
Ihre Fortschritte sind für Sie selbst. Sie sollten sich an Ihre eigenen Vorgaben halten und versuchen, Ihre eigenen Ziele zu erreichen. Diese sollten realistisch gesetzt sein und Ihnen, wie bereits öfters erwähnt, auch regelmäßig Erfolgserlebnisse bescheren. Wir können nicht in allen Bereichen des Lebens die Besten sein, doch wir können geduldig sein und etwas finden, das uns Spaß macht und das uns dazu motiviert, weiter zu machen.

Denken Sie doch nur einmal an die Schule zurück. In welchen Fächern waren Sie gut, in welchen eher weniger. Was davon hat Sie einfach nicht interessiert oder in welchem Fach mochten Sie vielleicht bloß den Lehrer nicht.

Sehen Sie Ihre Stärken und Schwächen nicht negativ, denn Sie sind bei der Vielzahl an Möglichkeiten, die unsere Welt heute bietet, notwendig um eine gewisse Aussortierung viel einfacher zu gestalten.

Seien Sie geduldig

Denken Sie an ein kleines Kind, dass erst Krabbeln und anschließend Laufen lernen muss. Es muss oft aufstehen und hinfallen, bevor es all das kann, was es braucht, um sich selbstständig bewegen zu können. Gut Ding braucht Weile. Geben Sie sich selbst ein wenig Zeit, wenn Sie etwas wirklich machen wollen.

Durch Druck wird es meist nicht besser, Sie schaffen sich nur selbst Stress und demotivieren sich vielleicht sogar. Auch wenn etwas über eine längere Zeit nicht so klappt, wie Sie es gerne hätten, muss es denn genau so sein, wie in Ihren Vorstellungen? Kann es nicht vielleicht einen Kompromiss geben? Ist es möglich, dass Sie eine andere Technik brauchen, um das zu erreichen, was Sie wollen?

Mit Geduld und einem neuen Gedankengang gelangen Sie vielleicht sogar schneller an Ihr Ziel, als wenn Sie immer dasselbe weiter probieren und daran scheitern oder nicht zufrieden mit Ihrem Ergebnis sind.

Akzeptanz lernen

Wir müssen alle lernen, uns selbst viel mehr wert zu schätzen und zu akzeptieren und trotzdem das Beste aus uns machen zu wollen. Wir sind natürlich an erster Stelle, wenn es um die Verbesserung von uns selbst geht.

Doch ein Faktor, den wir nicht außer Acht lassen sollten, ist, dass wir auch andere akzeptieren müssen. Es ist nicht möglich, einen Menschen zu verändern, wenn dieser sich selbst nicht ändern will. Wir wollen alle gesund bleiben, aber nur die wenigen sind dazu bereit, an Ihrem Lebensstiel etwas zu verändern. Oft ändern wir erst etwas, wenn wir die Gesundheit verlieren, Schmerzen bekommen und krank werden. Ich weiß wovon ich rede, denn bei mir war es nicht anders.

Das gilt auch für Sie. Sie können so viele Bücher lesen, wie Sie möchten, so viele Vorträge besuchen und Recherche betreiben, wenn Sie sich nicht aktiv ändern möchten und auch etwas dazu leisten, wird mit dem Wissen, dass Sie sich angesammelt haben, nichts weiter passieren.

Das Lesen und sich Informieren ist der erste Schritt, aber es ist auch ein passiver Schritt. Das Lesen oder Hören bringt uns wieder auf den Gedanken: Ah, ich sollte unbedingt wieder einmal gemütlich ein Buch lesen, in den Wald spazieren gehen, einen Tag Selfcare für mich einlegen...Diese Gedankengänge von anderen Personen zu hören oder zu lesen, kann bei uns auslösen, dass wir uns bestätigt fühlen und dann auch wirklich zur Tat schreiten.

Doch akzeptieren müssen wir selbst. Akzeptanz ist nicht wertend. Verstehen Sie das nicht falsch, Sie sollen nicht komplett gleichgültig durch die Welt schreiten und weder lachen noch weinen. Ich möchte Sie dazu ermutigen zu weinen, denn es hilft. Ich möchte Sie auch dazu ermutigen viel zu lachen, denn es hilft auch. Akzeptieren Sie aber Ihre Gefühle, doch beobachten Sie diese auch gut. Während wir meist nur ein paar Augenblicke am Tag lachen, die schnell vergehen, nehmen wir uns meistens viel mehr Zeit um zu trauern, uns zu ärgern oder uns richtig aufzuregen.

Lachen Sie!

Lachen ist eine der besten Möglichkeiten, um den eigenen Körper auszutricksen und ein paar Glückshormone freizusetzen. Lachen Sie einen Menschen an und wenn er es merkt, wird er zurück lachen.

Es ist eine der stärksten Expressionen, die wir zu bieten haben, die in jeder Kultur verstanden und mit Freude begrüßt wird. Lachen Sie! Lachen oder zumindest ein mildes Lächeln bringt immer etwas, denn es trickst Ihren Körper aus.

Vielleicht wurden Sie in den traurigsten Momenten, oder in Situationen, in denen Sie dachten, Sie könnten gleich an die Decke schießen, schon einmal zum Lachen gebracht und plötzlich, ist aller Ärger verflogen.

Menschen mit Humor haben es leichter. Während bei anderen das innere Chaos herrscht, weil etwas schiefläuft, kann eine Person mit viel Humor über sich selbst lachen, über andere lachen, aber nicht, weil sie boshaft ist, sondern weil sie einen Witz an der ganzen Situation erkennen kann. Glauben Sie mir, mit viel Humor ist das Leben sehr viel einfacher.

Jetzt ist es auch schon egal...

Einer der negativsten Denkansätze und dabei ist er sogar noch passiv. Eine Sache läuft schief, der Tag ist gelaufen, die Woche wird jetzt nur noch anstrengender und überhaupt und sowieso....

Mit dieser Einstellung ist es meist wahr, dass von nun an, zumindest an diesem Tag kein wahrer Höhenflug mehr erreicht werden kann. Doch Sie können sich immer noch um sich selbst kümmern. Lassen Sie sich ein Bad ein, richten Sie sich hübsch her oder ganz im Gegenteil, machen Sie es sich bequem. Wonach ist Ihnen mehr, ein Spaziergang mit einer Freundin, ein Abend auf der Couch, ein Drink in einer feinen Bar, ein Film im Kino, oder ins Fitnessstudio? Es kommt nur auf Sie an, ob Sie sich wieder aufzuraffen wissen oder ob Sie einen Tag so hinnehmen, wie er gelaufen ist.

Die wirkungsvollsten Maßnahmen, um nicht mit dem Gedanken: „Was für ein *** Tag.“, schlafen zu gehen, sind immer jene, die Sie selbst für sich herausfinden. Vielleicht machen Sie sich auch eine Liste und greifen auf diese zurück, genau bevor Sie selbst denken, wie furchtbar doch alles ist. Denn so ist es nicht.

Wenn ich einmal richtig schlecht drauf bin, denk ich mir immer, wie kurz doch das Leben sein kann. Es könnte jederzeit vorbei sein. Wie unwichtig Geld doch ist und wie großartig es ist, auf dieser Welt herumzulaufen.

Ich denke mir dann, wie groß das Universum ist und wie klein ich bin. Ich sehe dann das Leben als eine Art Spiel und raffe mich wieder auf, weil ich unendlich dankbar dafür bin, dass ich noch gesund auf dieser Welt sein darf.

Somit schaffe ich es, wenn ich mich in einer beschissenen Situation befinde, dass ich mich innerhalb einer Minute wieder großartig fühle. Ich bewege meine Füße und meine Hände und bin dankbar dafür.

Um sich langfristig etwas anzugewöhnen, abzugewöhnen oder umzugewöhnen brauchen wir in der Regel viele Wiederholungen über einen Zeitraum von 30 Tagen je nach Person.

Unser Körper kann sich innerhalb von 30 Tagen an eine neue Klimazone sehr gut gewöhnen, an Zeitumstellung, an eine neue Arbeit, ein neues Training, eine neue Ernährungsform. Und wenn unser Körper sich an etwas gewöhnt hat, dann ist es auch für den Kopf leichter, das mitzumachen, was unser Körper schon für natürlich annimmt.

Ein Raucher, der 30 Tage lang nicht geraucht hat, wird sich wahrscheinlich richtig komisch fühlen, wenn er nach so einer Zeit wieder eine Zigarette raucht, sein Körper will es gar nicht mehr. Eine Person, die 30 Tage lang kein Industriezucker gegessen hat, verspürt nach dieser Zeit sehr wahrscheinlich weniger Verlangen oder Appetit nach süßem. So geht es aber auch mit unserer Psyche.

Wenn Sie sich bewusst einen Monat lang gut zureden, werden Sie merken, dass Sie weniger negativ über sich denken. Wenn Sie sich bemühen, achtsam auf das Positive zu achten, werden Sie vielleicht weniger Zeit damit verbringen, die Fehler zu suchen, über die Sie sich sonst aufregen würden.
Positive Gedanken für Ihren Alltag können Sie sich nicht nur selbst machen und immer wieder Vorsagen, Sie können sich auch selbst Post-it's schreiben und an gut sichtbare Plätze kleben, an denen Sie oft vorbeigehen. Lesen Sie diese Nachrichten an sich selbst regelmäßig und machen Sie sich immer wieder bewusst, wie viel Dinge es gibt, für die Sie dankbar sein können.

Setzen Sie sich mit Ihren Stärken auseinander

Sie können eine Liste schreiben und sich vor Augen führen, welche Dinge Sie besonders gut können, oder wofür Sie sich selbst loben würden.

- „Ich kann meine Freunde und mich zum Lachen bringen"
- „Ich habe immer ein offenes Ohr"
- „Ich habe dieses/ jenes Talent"
- „Ich kann...besonders gut"
- „Ich bin stolz, dass ich... so gut kann"

Bei der Selbstsuggestion geht es darum, sich selbst mitzuteilen, dass man mit sich selbst und mit dem was man hat oder gerade erlebt, dankbar ist. Das nennt man dann Affirmation.

Einige Affirmationen für ein positiveres Leben sind:

- „Ich bin glücklich und dankbar für das, was ich habe“
- „Ich habe alles, was ich zum Leben brauche“
- „Ich gestalte mein Leben und mein Umfeld so, wie ich es möchte“
- „Ich verfolge meine Ziele und versuche Worte Taten werden zu lassen“
- „Ich habe ein starkes Selbstvertrauen“
- „Ich liebe mich und meine Familie und Freunde“

Vermeiden Sie in diesen Sätzen so gut es geht Verneinungen. Statt also zu sagen „Ich will nicht mehr rauchen“, oder „Ich will nicht schnell wütend werden“, sagen Sie „Ich werde ein Nichtraucher“ oder „Ich bin ein Nichtraucher“ und „Ich kann entspannt bleiben“.

Positiv ausgedrückte Sätze haben eine viel stärkere Wirkung auf uns. Warum also nicht auch den Wunsch / die Affirmation so ausdrücken, als wäre bereits alles genau so, wie man es haben möchte.

Ein kleiner Griff in die Zauberkiste

Ganz gleich, ob Sie an die Wirkung glauben oder an den Placebo-Effekt, manche kleinen Helferlein können uns helfen, dass wir uns besser fühlen und der Grund, wegen dem Sie helfen, spielt dabei eigentlich kaum eine Rolle. Vielleicht haben Sie schon einmal davon gehört, dass Lavendelduft entspannend wirkt oder dass Melissen oder Kamillentee entspannend wirken.

Es gibt auch sogenannte Phytopharmaka, Medizin aus Pflanzenextrakten, die Sie in der Apotheke bekommen und die angenehm entspannende Wirkung haben können oder bei wirklich starkem Stress oder Angst sowie Aufregung helfen können. Natürlich sollten Sie keinesfalls, es sei denn, es ist ärztlich verordnet, zu Medikamenten greifen, doch gewisse Pflanzenextrakte, die leicht dosiert sind, können bei manchen Symptomen, wie starker Aufregung oder Schlafproblemen, schon wahre Wunder wirken.

Hierbei sollten Sie sich jedoch auf jeden Fall gut in einer Apotheke beraten lassen. Auch über die Wirkungen von verschiedensten Tees können Sie sich informieren lassen, diese sind einfach zuzubereiten und das Ritual des Teetrinkens alleine wirkt schon entspannend.

Überlegen Sie sich etwas, das zu Ihnen passt, vielleicht etwas, dass Sie in ein alltägliches Ritual einbauen können. Möchten Sie eine Duftlampe anzünden, oder vielleicht ein Räucherstäbchen mit einem angenehmen Duft, vielleicht möchten Sie sich selbst ein Lavendel- oder Rosenwasser aus ätherischen Ölen mischen, das Sie auf Ihr Kissen sprühen können, bevor Sie schlafen gehen. Auch ätherische Öle wie Melisse und Ylang-Ylang wirken entspannend und schlaffördernd. Es gibt viele verschiedene Dinge, die Stress reduzieren sollen, aber natürlich ist unser Konsumverhalten auch ein wenig so geprägt, dass wir uns etwas Neues suchen, wenn das bereits gekaufte nicht funktioniert.

Stressabbau, Entspannung und Meditation aber auch Achtsamkeit sind nicht kaufbar, man kann sie nur ein wenig unterstützen. Genau wie es hilft, bequeme Sportbekleidung zu haben, um Sport auszuüben, können gewisse Dinge helfen, Sie mental besser darauf einzustimmen, sich um Sie selbst zu kümmern.

Sie müssen auch keine teuren Markenprodukte kaufen. Wenn Sie eine Yogamatte oder ein Sitzkissen für Yoga oder Meditation haben möchten, können Sie ruhig mit günstigen Produkten arbeiten.

Bei ätherischen Ölen wird es schon gefinkelter, diese sollten 100% rein sein. Auch bei Tees sollten Sie gut aufpassen und wenn Sie die beste Qualität haben möchten, ist es empfehlenswert, auch den Tee in der Apotheke in seiner losen Form zu kaufen. Alles, was wir auf irgendeine Art und Weise aufnehmen, sollte eine gewisse Qualität haben und natürlich auch sicher sein. Das gilt eben auch für ätherische Öle, wenn diese in eine Duftlampe kommen sollen, da wir die Luft einatmen. Bei Dingen, die in Ihrer Umgebung sind und die Sie nutzen können, ist es eher wichtig, dass diese Ihnen gefallen und Sie optisch und auch mit ihrem Zweck ansprechen.

Über den Trick mit der Kleidung haben wir bereits gesprochen, achten Sie auf die Farben Ihrer Kleidung und entscheiden Sie sich bewusst hin und wieder zu Farben, die entspannend wirken. Blautöne, kühleres Violett und alle generell kühleren Farben können dabei helfen, Sie ein wenig ruhiger zu machen und eignen sich wunderbar für Pyjamas, bequeme Hauskleidung und so weiter.

Farben die peppig sind und energiereich wie Orange, Rot und Gelb hingegen sind gut, wenn Sie etwas erreichen möchten und viel Power brauchen. Bei Rot ist auf der einen Seite die Sinnlichkeit der Farbe zu beachten aber auch die Fähigkeit dieser, Sie vielleicht ein wenig aufbrausen zu lassen. Es gibt Menschen, die stärker und jene die schwächer auf Farben reagieren, aber wenn Sie sich damit beschäftigen wollen, können Sie dafür sorgen, dass die passende Farbe Sie auch unterstützen kann.
Blumen und Pflanzen in Ihren eigenen vier Wänden wie auch in der Arbeit machen eine gute Atmosphäre. Sie verbessern die Luftqualität, bringen ein wenig Farbe und Leben in Ihr Zuhause und sie sind nachgewiesen in der Lage, Ihre Laune positiv beeinflussen zu können.

Also legen Sie sich ein paar Pflanzen zu, auch Kräuter für die Küche sind nicht nur optisch hübsch, sondern können auch gleich zum Kochen verwendet werden. Gestalten Sie Ihr Umfeld ein wenig harmonischer oder farbenfroher, schaffen Sie Platz für Dinge, die Sie gerne öfter sehen möchten, trennen Sie sich von allem, dessen Anblick Sie belastet oder vielleicht an etwas erinnert, an das Sie sich nicht erinnern möchten.

Misten Sie einmal so richtig aus und anschließend können Sie den gewonnen Platz einfach leer lassen oder Sie füllen ihn wieder mit Gegenständen, die Sie gerne sehen, die nützlich sind oder eine positive Wirkung auf Sie haben.

Ernährung verstehen

Du bist, was du isst. Unser Körper braucht Energie und diese führen wir uns Tag für Tag mehrmals zu in Form von Essen, über das wir uns selten Gedanken machen. Was kommt denn so in ihren Körper, was denken Sie ist gut für Sie und was eher weniger?

Vor 10 Jahren habe ich meine Ernährung komplett umgestellt, am Anfang schrieb ich regelmäßig in einem Tagebuch mit, wie ich mich fühle, welche Beschwerden verschwunden sind und welche Nahrungsmittel ich gerade konsumiere. Ich habe wirklich viele Diäten ausprobiert, bis ich endlich meinen eigenen Weg gefunden habe. Ja, ich habe mich sogar ein ganzes Jahr vegan ernährt und es war eine sehr interessante Zeit, aber für mich letztendlich nicht der richtige Weg.

Obwohl meine Diät keinen Namen hat, haben sich alle meine Beschwerden verbessert oder sind gänzlich verschwunden. Seit 5 Jahren hatte ich keine Grippe mehr und merke die Stärke meines Immunsystems jedes Jahr, wenn alle um mich rum krank werden. Ich habe wirklich lange nach meinem persönlichen Ernährungsweg gesucht und bin soweit ich das beurteilen darf, endlich an meinem Ziel angelangt.

Unser ausgewachsener Körper besteht aus bis zu 100 Billionen Zellen, die zusammen unseren Körper bilden. Legt man die Zellen nebeneinander, würde die Länge der Kette ca. 60-mal um die Erde reichen. Jede Zelle lebt und ist in der Lage, Energie zu gewinnen und Nährstoffe zu verarbeiten. Die Zelle ist der kleinste Teil unseres Körpers und bildet mit vielen weiteren Zellen unsere Organe und Gewebe. Das größte Innenorgan ist die Leber und wiegt mit durchschnittlich 1,5kg etwas mehr als das Gehirn.

Jede einzelne Zellen können Sie sich wie eine kleine Stadt vorstellen. Hier gibt es ein Postamt, welches Nährstoffe annimmt und wieder verschickt. Es gibt Energiekraftwerke, Produktions- und Verarbeitungswerkstätte und auch Türsteher, die Bösewichte erst gar nicht reinlassen.

Somit haben wir als Mensch die Aufgabe, in unseren Körper ungefähr 70 – 100 Billionen kleine Städte mit Nährstoffen zu versorgen. Ist das nicht der pure Wahnsinn? Jetzt haben Sie eine ungefähre Vorstellung, wie wichtig es ist, was wir uns täglich in den Mund stecken.

Wenn unser Körper und all seine Regelfunktionen perfekt funktionieren sollen, dann müssen wir verstehen, dass wir möglichst viele verschiedene Nährstoffe aufnehmen müssen.

Viele Menschen wissen gar nicht, dass in unserem Körper über 80 Elemente vom Periodensystem vorkommen und wenn einige dieser Elemente fehlen, haben wir ein größeres Risiko, an Krankheiten zu erkranken. Auch der Umgang mit Stress kann mit einer ausreichenden Versorgung aller Nährstoffe verbessert werden.

Wussten Sie, dass zum Beispiel das Mineral Lithium für eine bessere Gehirnleistung und für das Vorbeugen von Depressionen sorgt? Ja, eine österreichische Studie hat sogar herausgefunden, dass in den Bezirken, wo das Trinkwasser viel Lithium aufweist, signifikant weniger Selbstmorde auftreten.

Das heißt, wir müssen versuchen, alle Nährstoffe aufzunehmen, die unser Körper braucht, auch welche, die heute noch nicht als essentiell gelten. Aber woher bekommen wir diese Nährstoffe? Sie können davon ausgehen, dass eine Pflanze, die auf einem gesunden Boden gewachsen ist, diese Nährstoffe in sich hat. In den folgenden Absätzen finden Sie einige persönliche Tipps, die Sie beim nächsten Einkauf umsetzen können.
Welche Tipps Sie in Ihrem Leben umsetzen wollen, ist natürlich Ihnen überlassen.

Ernährungstipps

Eine gesunde und ausgewogene, möglichst naturbelassene Ernährungsweise ist wichtig, wenn Sie gestresst sind, denn Sie versorgen Ihren Körper damit gut, sind weniger anfällig für Krankheiten und auch negative Begleiterscheinungen wie Stress. Der gesamte Lebensstil, der Körper und die Psyche gehören dazu, wenn es darum geht, entspannter, glücklicher und gesünder zu sein.

Als Erstes ist es wichtig, dass Sie versuchen, stark verarbeitete Lebensmittel zu reduzieren. Das bedeutet weniger Tiefkühlgerichte, weniger Produkte, in denen viel Zucker ist, die eine Menge Zusatzstoffe haben und mehr Lebensmittel, die unverarbeitet sind, die Sie zwar selbst zubereiten müssen, aber wo sie auch alles, was Sie verwenden, kennen und sich selbst aussuchen können. Wenn ich von einem schlechten Zucker spreche, ist der Fabrikzucker gemeint.

Natürlich kommt auch in Obst und vielen anderen Lebensmittel ein natürlicher Zucker vor. Der Unterschied ist aber, dass der Fabrikzucker isoliert zugeführt wird. Das heißt, er wird von Mineralien, Vitaminen und sekundären Pflanzenstoffen getrennt. Der Fabrikzucker hat nur negative Folgen und sollte so gut es geht vermieden werden.

Am besten ist es auch hier, Schritt für Schritt und nicht zu schnell, aber dafür nachhaltig Veränderungen anzustreben, die Sie auch ohne Probleme einhalten können. Wenn Sie sich von heute auf morgen alle Produkte verbieten, in denen Fabrikzucker zugesetzt ist, ist das natürlich gut gemeint, doch es wird in den meisten Fällen nicht lange dabei bleiben.

Versuchen Sie stattdessen erst eine Quelle mit Zucker zu streichen. Vielleicht versuchen Sie Ihren Kaffee ohne Zucker zu trinken oder Sie verzichten auf den Schokoaufstrich, wenn Sie das nächste Mal einkaufen gehen. Essen Sie frisches Obst, statt Süßigkeiten. Sie können auch auf alle Getränke außer Wasser und ungesüßte Tees verzichten, damit tun Sie nicht nur sich selbst, sondern auch der Umwelt etwas Gutes, weil Sie weniger Plastikflaschen kaufen, welche sehr viel Müll erzeugen.

Essen Sie Vollkornprodukte, statt Auszugsmehl. Vollkorn heißt, dass das volle Getreidekorn vermahlen wurde. Bei dem Auszugsmehl (Weißmehl) werden nämlich der Kern und die Randschichten des Korns entfernt.
Der Vorteil ist, dass es somit zwar viel länger haltbar ist, der Nachteil ist aber, dass enorm viele Nährstoffe entfernt werden. Wenn Sie jetzt noch ein Bio Vollkornbrot wählen, oder vielleicht sogar das Brot selbst backen, dann sind Sie auf der Gewinner-Seite.

Sollten Sie das Brot selbst backen, gebe ich Ihnen einen Tipp: Verwenden Sie ein hochwertiges naturreines Salz wie zum Beispiel ein Bergsalz oder Meersalz. In einem naturreinen Salz befinden sich über 80 lebenswichtige Spurenelemente und Mineralien. Beim Industriesalz wird nicht nur künstliches Jod und Bleichmittel hinzugefügt, sondern durch den Verarbeitungsprozess nahezu alle wichtigen Mineralien entfernt.

Meine Tipps kurzgefasst:

- Bevorzugen Sie mehr regionale und saisonale Produkte, besonders beim Gemüse, weil es sehr schnell an Nährstoffe verliert.
- (Langer Transport, schlechter Boden, viel Chemie usw.)

- Bio Produkte sind frei von Pestizide und haben meistens eine höhere Nährstoffdichte, weil das Bodenleben viel weniger beeinträchtigt wird und die Pflanze dadurch mehr Nährstoffe aufnehmen kann. Versuchen Sie regionale und saisonale Bio Produkte ohne Glashaus zu finden. Natürlich ist das nicht immer möglich, aber Sie sollten einfach wissen, welchem Lebensmittel Sie den Vorzug geben sollten.

- Versuchen Sie sich 80% pflanzenbasiert zu ernähren.

- Achten Sie beim Fleisch auf eine sehr gute Qualität. Versuchen Sie wirklich die beste Qualität die es in Ihrer Umgebung gibt zu finden. Bio oder noch besser Demeter Qualität.

- Sammeln Sie Pilze, Wildbeeren und Wildkräuter. Diese wachsen auf einem unheimlich guten Boden mit einer enormen Nährstoffdichte und haben ein uraltes Wissen in sich gespeichert.

- Ernähren Sie sich ausgewogen.

Viele Wissenschaftler wissen heutzutage, dass unser Darm einen großen Einfluss auf unser Immunsystem hat und in zahlreichen Studien wurde bestätigt, dass ein gesunder Darm und vor allem die guten Bakterien in unserem Darm wirklich einen Einfluss haben, ob wir resistenter gegen Erkrankungen sind aber auch, wie stressresistent wir sind. Ob nun ein direkter Zusammenhang besteht oder unsere Laune und Stresslevel sich verändern, eben weil unser Immunsystem vielleicht nicht ganz so gut funktioniert und wir daher öfter und leichter krank sind, ist noch zu erforschen. Sie können aber auf jeden Fall mit natürlichen Lebensmitteln Ihren Darm stärken.

Somit legen Sie den Grundstein für eine ausreichende Versorgung der 70 bis 100 Billionen Zellen. Anschließend funktionieren die Regelfunktionen im Körper besser und Stress kann vorgebeugt werden.

Abschließend noch ein paar Tipps für Lebensmittel die Sie, wenn Sie möchten in Ihren Speiseplan einbauen können. Sie werden merken, dass ich nicht nur regionale Lebensmittel beschreibe, sondern auch auswärtige Produkte, die sehr gut lagerfähig sind, wie Hülsenfrüchte oder Wurzeln. Außerdem verlieren folgende auswärtige Lebensmittel fast keine Nährstoffe während dem Transport.

Lebensmittel die entspannen

Wildkräuter & Wildbeeren

Versuchen Sie doch ein paar Wildkräuter und Wildbeeren in den Ernährungsplan einzubauen. Diese Pflanzen besitzen ein uraltes lebendiges Wissen und müssen sich ständig gegen Umwelteinflüsse wehren. In der wilden Form entwickeln die Pflanzen ganz besondere Inhaltsstoffe, welche unserem Körper helfen, die Regelfunktionen besser zu steuern und somit das Immunsystem enorm stärken.

Beim nächsten Joggen können Sie einfach eine Papiertüte mitnehmen und gleich ein paar Wildkräuter pflücken. Ich ernte natürlich nur Kräuter und Beeren wo ich sicher bin, dass diese auch essbar sind. Vielleicht finden Sie jemanden in Ihrer Umgebung, der Ihnen dabei helfen kann. Das tolle dabei ist, man braucht kein Geld und verbindet es mit einem Ausflug in die Natur. Das kann wiederum sehr meditativ sein und stressabbauend wirken.

Apfelessig

In Japan wird dem Apfelessig nachgesagt, dass er flexibel macht und dass ihn besonders ältere Personen regelmäßig pur konsumieren sollten...

Tatsächlich gibt es in Japan viele Lebensmittel, Speisen und sogar Getränke, welche mit Apfelessig zubereitet werden, was für unsere Breiten eher unüblich erscheint.

Die im Essig enthaltene Säure regt den Appetit an, reinigt den Magen und hilft bei der Verdauung, da er die Wirkung der Magensäure unterstützt. Kaufen Sie am besten naturtrüben Bio Apfelessig in einer Glasflasche. Naturtrüb und ungefiltert enthält das Produkt mehr Bakterien und die Glasflasche ist vor allem dann wichtig, wenn Sie ihn gerne gut lagern möchten.

Natürlich kann Essig nicht „schlecht werden", doch Plastikflaschen zersetzen sich mit der Zeit und die Säure des Essigs greift generell schon alle möglichen Substanzen an. Da ist es besser und auch einfach, auf Nummer Sicher zu gehen und dieses Produkt in einer Glasflasche zu kaufen.

Apfelessig ist ein einfaches Hausmittel bei Verstopfung oder langsamer Verdauung. Einfach morgens oder auch nach einer schweren Mahlzeit schnell ein kleines Glas getrunken und beobachten Sie, ob dieser nicht sogar dieselbe Wirkung wie ein Morgenkaffee bei Ihnen hat. Vorsicht ist geboten, wenn Sie einen empfindlichen Magen haben, dann würde ich vor allem den Konsum auf nüchternen Magen eher vermeiden.

Bohnen

Bohnen enthalten eine Vielzahl an Substanzen, die für unseren Körper sehr wichtig, gut und gesund sind. Sie enthalten wertvolles Eiweiß, und stellen für uns alle aber vor allem für Vegetarier eine gute Proteinquelle dar.

Wir essen meistens zu viel Fleisch und tierische Produkte und um da ein wenig das Gleichgewicht zu finden, ist es wichtig, dass wir uns auch mehr über pflanzliche Quellen informieren.

Fleisch ist in Maßen absolut kein Problem für unseren Körper, doch jeder, der sich ein wenig Gedanken über seinen Fleischkonsum macht, wird schnell feststellen, dass dieser höher ist, als er sein sollte. Bohnen nähren die guten Bakterien in unserem Darm und wenn Sie Nebeneffekte dieser glücklichen Bakterien verhindern möchten, bereiten Sie Ihre Speisen mit Bohnen und Hülsenfrüchten mit Kümmel oder Kreuzkümmel zu.

Diese mildern ein wenig die Gasbildung, die viele stören kann. Es gibt eine Vielzahl an Bohnen, hier nur eine kleine Auswahl an Lebensmitteln, die Sie integrieren können: Kidneybohnen, Mungobohnen, Azukibohnen, aber auch Kichererbsen, grüne Bohnen (Fisolen), Wachtelbohnen und Käferbohnen aber auch Linsen (braune, rote, orangene oder grüne). Wenn Sie wenig Zeit haben, die Bohnen einweichen zu lassen oder zu kochen, gibt es diese oft in gegarter Version.

Stellen Sie bei fertig zubereiteten Produkten jedoch sicher, dass kein Zuckerzusatz oder sonstige unnötige Inhaltsstoffe verwendet wurden und waschen Sie die Bohnen gut vor dem Verzehr mit Hilfe eines Siebs ab. Zu bevorzugen sind natürlich immer die selbst zuzubereitenden Lebensmittel.

Haferflocken

Haferflocken sind ein Nahrungsmittel, das unbedingt in den Alltag eingebaut werden sollte. Dieses Getreide ist nicht nur reich an Nährstoffen, sondern besitzt eine Menge Vitamine und Mineralstoffe. Es bildet beim Kochen oder im Magen eine Art Schleim, der den Magen und Darm schont.

Wenn Ihnen also einmal etwas „auf den Magen schlägt", dann ist ein Haferbrei oder eine Hafersuppe ein wunderbares Mittel, um diesem Symptom vielleicht ein wenig Abhilfe zu schaffen. Leider verliert ein Getreidekorn ab der Bearbeitung stetig an Nährstoffen. Wenn Sie das vermeiden wollen, können Sie sich eine Flockenquetsche zulegen und Ihre Getreideflocken immer frisch zubereiten. Ich habe mir vor ein paar Jahre eine zugelegt und ich kann sie nur wärmstens weiterempfehlen. Macht sogar richtig Spaß.

Kaffee

Trinken Sie gerne Kaffee? Der Konsum der gerösteten Bohne wird sehr kontrovers diskutiert, aber schon seit 400 Jahre in Europa konsumiert. Aus wissenschaftlicher Sicht kann man zu dieser Thematik sagen: Die Dosis und die Qualität / Quantität macht das Gift. Bei hohem Blutdruck sollten Sie übermäßigen Kaffeegenuss meiden. Zwei Tassen sind in einem guten Rahmen und am besten ohne Zucker und Milch durchaus nicht zu beanstanden.

Bei niedrigem Blutdruck hingegen oder auch manchen Formen des Kopfschmerzes, kann Kaffee schnell und gut Ihre Medizin sein. Das Getränk enthält, ohne Milch und Zucker zubereitet, Bitterstoffe, die reinigend, entschlackend, entwässernd und antioxidativ wirken. Um diese positiven Effekte erzielen zu können, ist es aber eben notwendig, Kaffee ohne Zucker zu trinken. Es ist auch sehr wichtig, dass Sie sich für eine gute Qualität entscheiden.

Sauerkraut

Durch die Fermentierung enthält dieses Lebensmittel, das als Beigabe zur Mahlzeit auf den Teller kommt, viele Pro- und Präbiotika, die den Darm stärken und für eine gute Verdauung sorgen. Wer den Darm als Sitz seiner Gesundheit sieht und sein Immunsystem stärken will, aber auch, um sich zu stärken, indem er möglichst körperlich gesund ist, der greift zu fermentierten Lebensmitteln wie Sauerkraut. Auch **Joghurt** und **Kefir** haben den selben gesundheitlichen Vorteil. Sie halten die Darmflora auf natürliche Weise gesund.

Apfel

„An apple a day keeps the doctor away" – an diesem Sprichwort ist etwas dran, denn auch dem Darm tun Äpfel gut.

Äpfel besitzen verschiedene Kohlenhydrate, die schnell Energie geben, aber den Blutzucker nicht schnell absinken lassen.

Ganz im Gegenteil, sie sind der ideale Snack, wenn Sie einmal Heißhunger verspüren. Der hohe Ballaststoffanteil kann die Verdauung bei verschiedenen Problemen verbessern.

Auf keinem Fall sollten Sie den Apfel schälen, sondern stattdessen zu Bioäpfeln greifen und den enormen Vorteil der Schale nutzen. Die gesunden Nährstoffe stecken nämlich vor allem in der Schale und fangen freie Radikale im Körper ab, verringern oxidativen Stress und hemmen Entzündungen.
Auf jeden Fall ein Obst, dass hin und wieder auf Vorrat gekauft werden sollte und auch wunderbar als Snack zwischendurch den Heißhunger auf Süßes stillen kann.

Wohlfühlrezepte

Hier sind noch vier schnelle Rezepte, mit Lebensmittel, die Körper und Geist guttun und dabei viele wichtige Nährstoffe enthalten.

Goldene Milch (2 Portionen)

Zuerst stellen Sie eine Kurkuma Paste her. Dazu bringen Sie einen Esslöffel Kurkuma und etwa 20 Gramm geriebenen Ingwer mit einem Schuss Wasser (etwa 100ml) in einem Topf zum Kochen. Rühren Sie dabei gut aber gemütlich um und lassen Sie die Mischung so lange köcheln, bis eine cremige Paste entsteht. Erwärmen Sie nun etwa 400ml Bio Vollmilch (am besten in Rohmilchqualität), oder eine pflanzliche Bio Alternative in einem Topf und geben Sie die Kurkuma-Paste hinzu. Wenn Sie Rohmilch benützen, sollten Sie die Milch nicht zu hoch erhitzen, weil sonst die Vorteile der Rohmilch verloren gehen.

Mit einem Schneebesen gründlich verrühren und bevor alles in 2 Tassen kommt, können Sie die goldene Milch noch durch ein Sieb laufen lassen, damit Sie keine Ingwerstückchen mittrinken. Traditionell wird die goldene Milch in Indien abends getrunken und vor allem auch alten Personen, Kindern oder Kranken als Art Medizin verabreicht. Sie hat eine heilende, entzündungshemmende Wirkung und kann auch entspannen. Bei uns ist warme Milch mit Honig ja auch nichts Unbekanntes.

Morgen-Smoothie (1 Portion)

Schnappen Sie sich eine Banane oder Beeren, eine Hand voll frischen Babyspinat, bevorzugt in Bio Qualität, 100 ml Milch oder Milchalternative wie Mandelmilch, Hafermilch, ... dazu eine Messerspitze Zimt und einen Esslöffel Mandelmus oder Erdnussmus.

Diese Produkte sollten auf jeden Fall ohne Zusatz von Zucker oder Palmöl sein, bei den Nussmusen muss in Wirklichkeit rein gar nichts zugesetzt werden, es sollten nur 100% pürierte Nüsse enthalten sein. Wenn Sie einen Pürierer besitzen, der stark genug ist, können Sie diese auch selbst herstellen. Pürieren Sie nun alles gemeinsam mit einem Mixer oder einem Pürierstab und Sie haben ein wunderbares, gesundes Getränk mit vielen Mineralien, Vitaminen und Antioxidantien.

Linsen- Wohlfühlsuppe (4 Portionen)

Bereiten Sie etwa 600 ml Gemüsebrühe vor, wenn Sie möchten, können Sie etwa 200 Gramm Linsen in dieser Brühe kochen oder in „normalem" Wasser, dann wird die Suppe am Ende etwas flüssiger.

Etwa einen Esslöffel Butter in einem Topf erhitzen und klein würfelig geschnittene Zwiebeln und Knoblauch darin glasig dünsten. Sie benötigen etwa 4 Knoblauchzehen und 2-4 Zwiebeln.

Anschließend fügen Sie zu den angerösteten Zwiebeln und Knoblauch, einen Teelöffel Kurkuma, Currypulver, Chilipulver und Kreuzkümmel hinzu. Starten Sie mit etwas weniger Gewürzen, Sie können später mehr dazugeben.

Tomaten, Linsen, Zitronensaft und die Gemüsebrühe, wenn Sie die Linsen nicht darin gekocht haben, kommen nun hinzu und werden langsam aufgekocht.
Des Weiteren können Sie, wenn Sie möchten, etwas Kokosmilch hinzufügen. Sie können dieses Gericht auch komplett variieren und Kartoffeln mitverwenden, Sie können verschiedenes Gemüse ausprobieren und mitkochen oder am Ende hinzufügen. Wenn Sie das Grundrezept beherrschen, können Sie aus so einer einfachen Speise viele verschiedene Variationen hervorzaubern. Je bunter, desto besser.

Lassen Sie alles bei niedriger Hitze und mit halb geschlossenem Deckel für ca. 20-30 Minuten köcheln. Hacken Sie etwa einen Bund Koriander und streuen Sie reichlich davon über das Gericht vor dem Servieren. Alternativ können Sie auch Petersilie verwenden. Beide Kräuter sind sehr gesund und antioxidativ.

Quinoasalat mit Kurkuma (2 Portionen)

Kochen Sie etwa eine Tasse Quinoa mit der doppelten Menge Wasser auf, bis das gesamte Wasser (wie beim Reis) weg ist. Schneiden Sie währenddessen Gemüse in die Größe, die Sie gerne haben. Für ein klassisches Rezept verwenden Sie eine Zwiebel, eine Paprika, 2 große Tomaten, ½ Gurke, vorgekochte oder gegarte Bohnen oder Kichererbsen und wenn Sie möchten etwas Mozarella oder Schafskäse.

Braten Sie die Zwiebel, Paprika, Lauch, Brokkoli, Fisch oder welche Beilage Sie sonst gewählt haben an, wenn Sie das möchten, oder die Zutat gebraten werden muss. Um dieses Gericht aufzutoppen, können Sie aus einem Asialaden Azukibohnen oder Mungobohnen kaufen. Diese Bohnen sind besonders reich an Nährstoffen und überaus gesund. Sie können sogar bei Verdauungsproblemen Abhilfe verschaffen, wenn diese zum Beispiel auf Unruhe und Stress zurückzuführen sind, indem sie unsere Darmflora stärken.

Mischen Sie alles zusammen in eine große Schüssel, wie einen Salat und machen Sie ein Dressing aus Olivenöl, etwas Essig, Zitronensaft und verschiedenen Gewürze. Vor dem Essen können Sie noch etwas frischen Blattsalat und eventuell eine halbe Avocado untermengen, das macht die ganze Speise etwas cremiger und schmeckt wunderbar. Sie können dieses Gericht warm oder kalt essen, was es besonders praktisch macht, wenn Sie etwas zum Mitnehmen in die Arbeit vorbereiten möchten.

Nachwort

Wie wir mit Stress und den Problemen des Alltages umgehen, ist immer uns überlassen. Oft haben wir keinen Einfluss auf die Dinge, die uns viele Sorgen bereiten und in diesem Fall ist es wichtig, hin und wieder abzuschalten, sich nicht hilflos zu fühlen, sondern sich immer wieder bewusst zu machen, dass wir nichts ändern können und es nicht in unserer Hand liegt. Vergessen Sie die Vergangenheit und machen Sie weiter!

Das Leben hat uns sehr viel zu bieten und das Fokussieren auf die kleinen Probleme lässt uns oft unseren eigenen Sinn aus den Augen verlieren und dieser ist für jeden Menschen anders. Für viele mag es die Familie sein, für manche das Erreichen seiner selbst gesteckten Ziele. Andere wiederum möchten etwas bewirken und verändern, wieder anderen ist es wichtiger, sich selbst kennen zu lernen und erst einmal herauszufinden, was denn gerade eben der eigene Sinn ist.

Es gibt aus dem Japanischen ein wunderschönes Wort: **Ikigai**

Ikigai beschreit den Grund, warum wir existieren, also für uns persönlich. Es setzt sich zusammen aus den Dingen, die wir lieben, den Dingen, die die Welt braucht, den Dingen, in denen wir gut sind und jenen, für die wir auch bezahlt werden können und uns eine Existenz aufbauen können. Um diese Faktoren abzudecken, benötigen wir eine Mission, eine Passion, eine Profession und eine Berufung.

Es ist ein Konzept, dass Sie auch einmal für sich überdenken können. Viele dieser Aspekte laufen vielleicht miteinander einher, andere weniger, manche lassen sich vielleicht kombinieren.

Alles in Allem ist es wichtig, sich Zeit für sich selbst zu nehmen, einen guten Sinn für Humor zu „üben" und es bewusst üben, denn in vielen Situationen sind wir vorerst hilflos oder haben starke Emotionen, doch im Nachhinein kann man sehr oft über genau jene Momente lachen. Versuchen Sie vielleicht gleich zu Beginn, ein kleines, inneres Lachen zu spüren, es wird Ihnen bei der Bewältigung vieler Umstände helfen und alles ist einfacher, mit einem Lächeln im Gesicht.

Jetzt möchte ich mich abschließend für Ihre Aufmerksamkeit bedanken. Wenn Ihnen das Buch gefallen hat, würde ich mich über ein Feedback auf Amazon freuen und wenn Sie noch Fragen haben, stehe ich Ihnen jederzeit gerne zur Verfügung. Ich werde auf jede Nachricht antworten.

Wenn Sie mehr über mich und meiner Arbeit erfahren wollen, finden Sie mich auf der Seite www.myfoodmyfuture.com.

Zurzeit biete ich auch ein kostenloses E-Book „Der Schlüssel zur gesunden Ernährung" auf meiner Seite an, wo ich noch viel genauer auf die Wichtigkeit der Bodenqualität und Nährstoffverluste unserer Lebensmittel eingehe.

Sie müssen sich nur zu meinem kostenlosen Gesundheitsblatt anmelden, wo Sie immer **up to date** bleiben. Ich würde mich freuen, wenn ich Sie in meiner Community begrüßen darf. Mein Gesundheitsblatt ist kostenlos und wird es auch immer bleiben.

In diesem Sinne wünsche ich Ihnen ein gesundes, erfolgreiches und stressfreies langes Leben, aber tun Sie auch etwas dafür.

Danksagung

An dieser Stelle möchte ich mich bei meiner Frau bedanken, die mich während der Anfertigung meiner Bücher immer wieder unterstützt und motiviert hat.

Danke, dass Du mich und meine Träume unterstützt und mich niemals von meinen Wünschen abhältst.

Weitere Bücher von Angermann Thomas

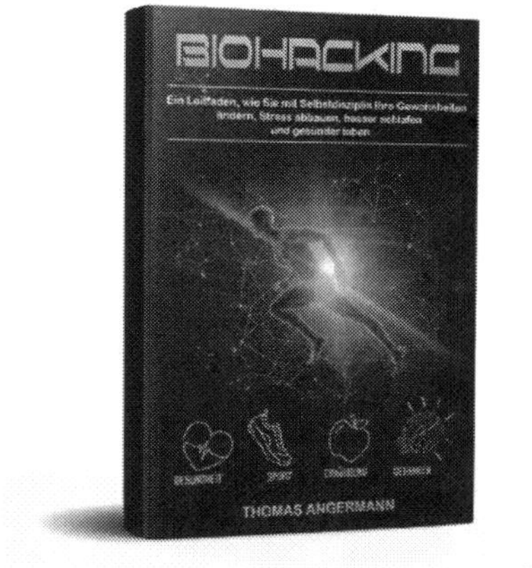

Biohacking

Ein Leitfaden, wie Sie mit Selbstdisziplin Ihre Gewohnheiten ändern, Stress abbauen, besser schlafen und gesünder leben

Kontakt

www.myfoodmyfuture.com

contact@myfoodmyfuture.com

Rechtliches:

Impressum

1.Auflage

Kontakt:
Angermann Thomas, Dorfstraße 9, A-6123 Terfens
E-Mail: contact@myfoodmyfuture.com

Printed in Poland
by Amazon Fulfillment
Poland Sp. z o.o., Wrocław

17741731R00070